湖南省创新型省份建设专项科普专题项目

QUANMIN DAJIANKANG 全民大健康——家庭中医护理攻略

好妈妈胜过好医生

——婴幼儿家庭中医护理

U0332044

主编 陈偶英

丛书主编 罗尧岳

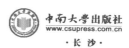

中南大学出版社
www.csupress.com.cn

·长沙·

图书在版编目(CIP)数据

好妈妈胜过好医生：婴幼儿家庭中医护理／陈偶英
主编.—长沙：中南大学出版社，2022.11
（全民大健康：家庭中医护理攻略／罗尧岳主编）
ISBN 978-7-5487-5013-0

Ⅰ.①好… Ⅱ.①陈… Ⅲ.①中医儿科学－护理学
Ⅳ.①R248.4

中国版本图书馆 CIP 数据核字（2022）第 135602 号

好妈妈胜过好医生——婴幼儿家庭中医护理
HAOMAMA SHENGGUO HAOYISHENG——YINGYOU'ER JIATING ZHONGYI HULI

陈偶英　主编

□出 版 人	吴湘华	
□策划编辑	汪宜晔　陈海波　王雁芳	
□责任编辑	王雁芳	
□责任印制	李月腾	
□出版发行	中南大学出版社	
	社址：长沙市麓山南路	邮编：410083
	发行科电话：0731-88876770	传真：0731-88710482
□印　　装	湖南鑫成印刷有限公司	

□开　　本	880 mm×1230 mm 1/32	□印张 6.5	□字数 173 千字
□版　　次	2022 年 11 月第 1 版	□印次 2022 年 11 月第 1 次印刷	
□书　　号	ISBN 978-7-5487-5013-0		
□定　　价	36.00 元		

形神共养

康寿并存

熊继柏 二〇二二年首一日题

编委会

◇ 丛书主编

　　罗尧岳(湖南中医药大学)

◇ 主　　编

　　陈偶英(湖南中医药大学)

◇ 副主编

　　焦珞珈(湖南中医药大学)

　　晋溶辰(湖南中医药大学)

◇ 编　　委(按姓氏音序排列)

　　陈偶英(湖南中医药大学)

　　段晓诚(湖南中医药大学第一附属医院)

　　方　芳(湖南中医药大学)

　　韩玲芝(华中科技大学同济医学院附属同济医院)

　　胡雅倩(湖南中医药大学)

　　焦珞珈(湖南中医药大学)

　　晋溶辰(湖南中医药大学)

　　康焱红(湖南中医药大学)

　　李　英(湖南中医药大学第一附属医院)

　　刘　琴(湖南中医药大学第一附属医院)

　　罗　丹(湖南省儿童医院)

　　罗素萍(贵州省人民医院)

彭廷云(湖南中医药大学第一附属医院)

宋青青(湖南省儿童医院)

覃芳华(湖南省儿童医院)

汪丽霞(湖南中医药大学第一附属医院)

王　超(湖南中医药大学)

王金星(湖南中医药大学)

王中英(湖南中医药大学)

王紫艳(湖南省人民医院)

吴燕妮(湖南中医药大学第一附属医院)

夏青青(湖南中医药大学)

杨　露(广东省中医院)

袁　星(湖南中医药大学第一附属医院)

◇ 绘　图

刘　涛(湖南中医药大学)

刘雨佳(湖南中医药大学)

肖静怡(湖南中医药大学)

毕嘉惠(湖南中医药大学)

◇ 视　频

贲定严(湖南中医药大学)

匡玉婷(湖南省儿童医院)

丛书序

Preface

　　中医药是中国古代科学的瑰宝，也是打开中华文明宝库的钥匙。习近平同志殷殷嘱托，"切实把中医药这一祖先留给我们的宝贵财富继承好、发展好、利用好"。国家中医药管理局、中央宣传部、教育部、国家卫生健康委、国家广电总局共同制定的《中医药文化传播行动实施方案（2021—2025 年）》明确指出，"到2025 年，中医药对中华文化传承发展的贡献度明显提高，作为中华文明瑰宝和钥匙的代表意义和传导功能不断彰显，成为引导群众增强民族自信与文化自信的重要支撑"。

　　家庭是社会的细胞，每个人一生中绝大多

数时间都是和家人一起度过。将中医护理应用于家庭，无论是对个人健康，还是对中医护理进一步向基层拓展，促进国家中医药事业发展，都具有十分重要的作用。因此，探寻中医药健康文化家庭普及的路径及策略，正当其时，且十分必要。家庭中医护理的目的是培养老百姓具备一定的中医药健康文化素养，在中医药基本理论指导下开展饮食、运动、睡眠、传统保健等方面的家庭自助式护理，提高人民健康水平。

为充分发挥中医药"简、便、廉、验"等特点及中医护理在疾病预防、治疗、康复等方面的独特优势，促进中医护理进一步向家庭拓展，我们基于中医"治未病"的思想，按照人体全生命周期理念，以家庭自助式护理为核心，甄选出家庭常见健康问题、常见病症，精心编写了一套中医护理科普丛书，共6本图书：《好妈妈胜过好医生——婴幼儿家庭中医护理》《青春有"理"不迷茫——青少年家庭中医护理》《有中医好"孕"自然来——孕产妇家庭中医护理》《轻松度过更年期——家庭中医护理攻略》《中医助你过百寿——老年人家庭中医护理》《中医不是慢郎中——急救家庭中医护理》。"全民大健康——家庭中医护理攻略"的出版，是中医药文化传播的成果，也是护理工作者向《中华人民共和国中医药法》颁布5周年献上的一份礼物。

为创作兼具科学性和可读性的科普佳作，促进中医护理在家庭防病治病及康复中的推广，让读者一看就懂，懂了能用，丛书编委会严格筛选了一批常见病症，以临床案例为切入点，汇集临床常见问题并以一问一答的形式呈现，辅以精心原创的漫画、音频、视频等，尽可能将生涩的医学术语和深奥的中医理论直观、形象、有趣地表达。丛书出版将以纸质书、电子书、新媒体、微视频等不同形式相结合，通过二维码链接或配套出版发行。

普及中医养生健康生活方式，推广中医护理适宜家庭技术，促进中医药文化生活化，推动中医药文化更广泛地融入每个家庭，被更多群众认知和接受，是中医药教育者的初心和使命。探索建立中医药文化指导下的现代健康生活方式，努力实现中医药文化的创新发展，持续满足人民群众对日常保健、治病防病的需求，满足人民群众对美好生活的需求，是中医护理工作者的初心和使命。

星星之火，可以燎原。我们期待，中医护理延伸进千家万户，赋能广大人民群众健康地生活，健康地老去；我们期待，"信中医、爱中医、用中医"渐成更多人的习惯；我们期待，更多的人成为中医药文化的受益者、传播者。

是为序。

罗尧岳

2022 年 7 月于湖南中医药大学

序言 Preface

　　2019年5月，国务院颁布了《关于促进3岁以下婴幼儿照护服务发展的指导意见》，以习近平同志为核心的党中央高度重视婴幼儿，指出：此照护服务是保障和改善民生的重要内容，发展重点是"为家庭提供婴幼儿科学养育指导"。

　　每一个生命的诞生都是一个天使来到人间，当父母沉浸在喜悦中时，一份与生俱来的责任也随之产生。面对可爱但娇弱的宝宝，日常照顾与疾病照护成为日常重点工作。

　　中医学认为，婴幼儿脏腑娇嫩，形气未充，是"稚阳稚阴"之体。婴幼儿在生理上，既有生机蓬勃、蒸蒸日上的一面，又有脏腑娇嫩、形气未充的一面。其抗病力低下，易于发病，病情发展迅速；而在心理上，发育也未臻完善，其精神怯弱，易受惊吓致病。

中医护理秉承"整体观念""上工治未病"等理论，遵循同病异护、异病同护、三因(因人、因时、因地)制宜的辨证施护原则，采用便捷、安全、有效、价廉的中医护理，在社区护理、婴幼儿护理、家庭护理等领域发挥着巨大的作用，是祖国传统文化宝库中的一颗璀璨明珠。

湖南中医药大学陈偶英教授组织一批优秀的儿科临床医务人员编撰《好妈妈胜过好医生——婴幼儿家庭中医护理》，文中从"主人公"小杏的视角，基于婴幼儿的生理特点，针对不同的日常照护问题和常见疾病，采用适宜的中医护理技术，且将中医护理常识融于护患故事，层层递进，丝丝入理，完美呈现了"医、养、护"于一体，"方、食、药"同源的中医药魅力。本书图文并茂、通俗易懂，表达形式灵活多样，且穿插音频、视频、微课等，具有很强的针对性、实用性、可行性，阅读价值高，此将成为家长们的"得力助手"。

真诚希望各位家长，在养育婴幼儿过程中，亲子共同成长，同享健康快乐。

是为序！

湖南中医药大学副校长、国家中医药领军人才
"岐黄学者"、博士生导师　彭清华教授
2022 年 6 月

前言 *Foreword*

　　婴幼儿是儿童成长的前期，主要指婴儿时期(0~1岁)和幼儿时期(1~3岁)；这一时期的健康促进至关重要，它为儿童后期的生长发育和身体健康奠定了基础。

　　婴幼儿发育迅速，对营养物质及能量的需要量较多，但胃肠道消化功能尚未完全成熟，因此容易出现消化不良、电解质紊乱等问题；而儿童免疫系统发育不成熟，抵抗能力差，故易患呼吸道及胃肠道感染；因家长照顾不周，婴幼儿常可出现吐奶、厌食、鹅口疮等照护问题，并容易发生烫伤、动物咬伤等意外，这些问题若不及时采取有效的干预措施，将成为影响国民素质和社会发展的严重公共卫生问题。

　　家庭是社会的细胞，是婴幼儿成长的摇篮；

家长是其健康守卫的第一人，更是其健康成长路上的监护人。因此，家长不但要明确自身的责任和义务，认识到儿童健康的重要性，而且需要掌握照护儿童健康的专业知识。我国传统中医药在儿科保健与健康促进方面有着突出的优势；特别是捏脊疗法、刮痧疗法等中医护理技术安全有效，家长易于掌握。

为了提高家长的健康知识、加强护理婴幼儿的技能，本编写团队特组织一批优秀的儿科临床医务人员编撰此书。编者们精心筛选婴幼儿照护知识及婴幼儿常见疾病的处理方法，并绘制生动形象的图片，录制视频，同时备注详细解析，帮助家长了解疾病的基本知识。本科普图书凝聚儿科医务人员的经验与爱心，旨在帮助家长沉着、熟练地应对婴幼儿健康问题。

孩子是一个个家庭的轴心，更是民族的未来。让我们携起手来，从家庭角度建立一个保护体系，呵护婴幼儿健康成长！

目录
Contents

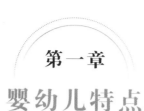

第一章

婴幼儿特点

新生命的到来给家庭带来了欢乐，孩子的成长成为关注的焦点，家长可以从最基本的生理特点、病理特点对孩子进行初步了解，以帮助孩子健康成长。

第一节　生理特点

儿童的每个阶段都在不断地成长发育，其解剖生理、体格生长等方面与成人不同，且各年龄期儿童之间也存在差异。

一、儿童解剖生理特点

（一）解剖特点

1.骨骼的变化

从出生到长大成人，儿童的各个方面都在不断变化。新生儿和小婴儿头部相对较大，颈部肌肉和颈椎发育相对滞后，骨骼柔软、富有弹性，不易折断，但非常容易变形，应注意保护。

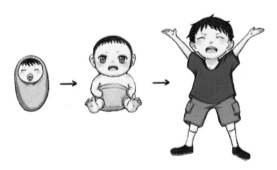

2. 牙齿萌出

牙齿的发育与骨骼发育有一定关系，但因胚胎来源不完全相同，牙齿与骨骼的发育速度也不完全同步。人一生具有两副牙齿，即乳牙(共 20 个)和恒牙(共 32 个)。出生后 4~10 个月乳牙开始萌出，2~2.5 岁就可以长全，12 个月后未出牙为乳牙萌出延迟。乳牙萌出顺序一般是下颌先于上颌，自前向后。

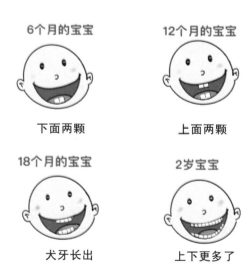

6个月的宝宝　　　　12个月的宝宝

下面两颗　　　　　　上面两颗

18个月的宝宝　　　　2岁宝宝

犬牙长出　　　　　　上下更多了

出牙是一种生理现象，但是部分小孩可有低热、流涎、烦躁等反应。牙的生长与蛋白质、钙、磷、维生素 C 和维生素 D 等营养素及甲状腺激素密切相关，出牙迟缓、牙釉质差常见于营养不良、佝偻病、甲状腺功能减退症等疾病。

 知识拓展

婴儿抱法

（1）婴儿竖抱法：婴儿平睡，家长把一只手放到婴儿头颈下，张开拇指和其他四指，整个手掌托住头颈部。另一只手放到婴儿的臀部处，手掌包住整个臀部，然后用手臂和腰部力量抱住婴儿于胸前。抱婴儿时一定要注意托住婴儿的颈部，避免婴儿头向后仰引起不适。小于 2 个月的婴儿切勿笔直竖抱，因为竖抱婴儿时，头部的重量会下压至脊柱，且婴儿的颈肌未完全发育，易造成脊椎损伤，影响其生长发育。

（2）婴儿腕抱法：婴儿平躺，家长弯腰，将手伸到婴儿的颈下，使婴儿的头部刚好枕在家长的臂弯里，用肘部托起婴儿的头颈部，手臂和手掌支撑腰背部，右臂绕过婴儿，保护婴儿的腿部，右手掌托住婴儿的腰部和臀部，将其抱在胸前。

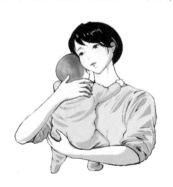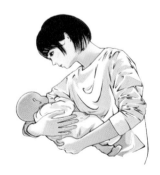

（二）生理特点

儿童生长旺盛，发育迅速，对营养物质（特别是蛋白质和水）及能量的需要量较多，但胃肠消化功能尚未完全成熟，因此很容易出现消化不良、电解质紊乱等问题。

（三）免疫特点

儿童免疫系统发育不成熟，抵抗力差，血清 IgM 浓度低，易患革兰氏阴性菌感染；SIgA 缺乏，易患呼吸道及胃肠道感染。

（四）心理特点

婴幼儿缺乏适应及满足需要的能力，缺乏安全感且依赖性较强，儿童好奇、好动、缺乏经验，容易发生各种意外，因此需要特别的保护和照顾。

二、体格生长特点

（一）身长（高）和体重

随着月龄的增长，婴幼儿各部分生命指标也在发生变化，其中最明显的当属身长（高）及体重的改变。

1.身长（高）

新生儿出生时身长（高）平均为 50 厘米，6 个月时身长（高）达 65 厘米，1 岁时身长（高）为 75 厘米；2 岁以后身长（高）每年增长 5～7 厘米；2～12 岁身长（高）的估算：身长（高）= 年龄（岁）×7+75（厘米）。

2. 体重

体重是反映儿童体格生长及营养状况的重要指标。出生后体重增长是胎儿宫内体重增长曲线的延续且为非匀速增长。

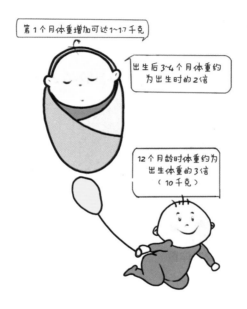

我国近年调查结果显示，平均男婴出生体重为（3.38±0.4）千克，女婴为（3.26±0.4）千克。

有些婴儿出生后 1 周内因奶量摄入不足、胎粪排出，可出现生理性体重下降，出生后第 3～4 日体重达最低，至出生后第 7～10 日应恢复到出生时的体重。如果体重下降的幅度超过 10% 或至第 10 日还未恢复到出生时的体重，则考虑病态，应积极查找原因。

儿童体重的增长并非匀速增加，存在个体差异，所以进行评估时应以个体儿童自己体重的变化为依据，不可把公式计算的体重或人群体重平均数(所谓"正常值")当作标准。

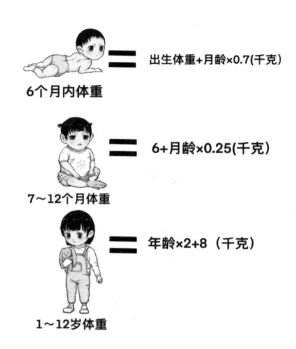

6个月内体重 ＝ 出生体重+月龄×0.7(千克)

7～12个月体重 ＝ 6+月龄×0.25(千克)

1～12岁体重 ＝ 年龄×2+8（千克）

当没有条件测量体重时，也可用以下公式估计。

1～6个月体重＝出生体重+月龄×0.7(千克)。

7～12个月体重＝6+月龄×0.25(千克)。

1～12岁体重＝年龄×2+8(千克)。

（二）坐高

通过坐高可判断头颅和脊柱生长情况。出生时坐高为身高的66%，4岁时坐高为身长的60%，6～7岁时坐高小于身长的60%。坐高是指头顶至坐骨结节的长度。3岁以下小儿的坐高取仰卧位测量头顶至坐骨结节的长度，称为顶臀长。

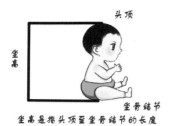

坐高是指头顶至坐骨结节的长度

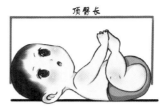

3岁以下，坐高取仰卧位测量顶臀长

（三）头围

头围是反映脑发育和颅骨生长的一个重要指标。头围的测量：用软卷尺齐双眉上缘，经枕后结节绕头一周的长度。

出生时婴儿的头围平均为 32 ~ 34 厘米，6 个月头围约为 44 厘米，1 岁头围约为 46 厘米，2 岁头围约为 48 厘米。头围过小常提示脑发育不良；头围过大或增长过快则提示脑积水、脑肿瘤等。

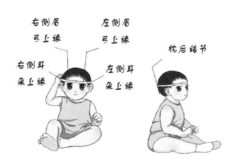

（四）胸围

一般 1 岁以后胸围发育开始超过头围，肥胖儿因为皮下脂肪多，胸围在 3~4 个月时暂时超过头围；营养较差、佝偻病等儿童的胸围超过头围的时间可推迟到 1.5 岁以后。胸围的测量：用软卷尺由乳头向后背经肩胛角下缘绕胸一周的长度。胸围可反映肺、胸廓的发育情况。

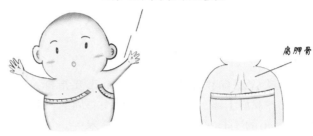

出生时胸围约为32厘米
1周岁时约等于头围(46厘米)

肩胛骨

（五）上臂围

经肩峰与鹰嘴连线的中点绕臂一周的长度即为上臂围。上臂围代表肌肉、骨骼、皮下脂肪和皮肤的生长，在不方便测量体重、身高的时候，可测量上臂围以普查 5 岁以下儿童的营养状况。上臂围评估标准为：>13.5 厘米为营养良好；12.5～13.5 厘米为营养中等；<12.5 厘米为营养不良。

（六）身体比例与匀称性

在生长过程中，身体的比例与匀称性生长有一定规律。

在宫内与婴幼儿期，头颈先生长，而躯干、下肢后生长，生长时间也较长。头长占身长（高）的比例：新生儿为 1/4，成年人为 1/8。

三、生长发育规律

（一）生长发育具有连续性和阶段性

儿童期运动
发育图

儿童时期生长发育呈连续性，而生长速度呈阶段式。例如，体重和身长（高）的增长在第1年为出生后第一个生长高峰，尤其是前3个月增长最快；第2年后生长速度渐渐减慢。不同的生长发育阶段有不同的表现。

（二）各个系统的器官发育是不平衡的

人体各器官、系统的发育顺序遵循一定规律。例如，神经系统发育较早，出生后2年内大脑发育较快；淋巴系统在儿童期迅速生长，在青春期前达到高峰，以后慢慢下降；生殖系统发育较晚。

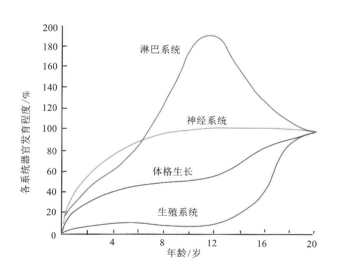

（三）生长发育的顺序不一样

先学会用手掌抓握物品，然后学会用手指端摘取物品（由粗到细）；先学会画直线，进而学会画图形、画人（由简单到复杂）；先学会看、听和感觉，再学会记忆、思维、分析、判断（由低级到高级），逐步发展。其生长发育规律一般遵循从上到下、由近到远、由粗到细、由简单到复杂、由低级到高级的顺序。

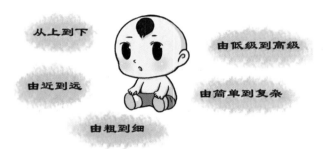

（四）生长发育的个体差异

生长发育在一定范围内受遗传、环境的影响，存在着相当大的个体差异，每个人生长的"轨道"不会完全相同。

第二节　病理特点

大多数家庭以婴幼儿为中心，时刻关注孩子的发展变化。然而，孩子的生长发育过程复杂，容易受各种因素的影响而出现健康问题，因此，了解婴幼儿的病理特点，加强预防，积极筛查各种先天性疾病、遗传性疾病等，可有效降低其在婴幼儿的发病率和病死率，对监测和促进其生长发育具有重要意义。

一、易发病且病情变化快

由于儿童非特异性免疫、体液免疫和细胞免疫功能均不成熟，因此易患感染性疾病、传染性疾病，且起病急，来势凶，病情变化快，若不及时救治，易出现生命危险，甚至在未出现明显临床症状时即发生猝死，故应密切观察病情并结合必要的辅助检查，及时发现问题，积极抢救。

二、疾病类型与成年人不同

由于儿童发育的不成熟，所以对同一致病菌作出的病理反应与成人不同。例如，肺炎球菌导致的感染在婴幼儿表现为支气管肺炎，而年长儿和成年人则引起大叶性肺炎；缺乏维生素 D 时，婴儿易患佝偻病，而成年人则易引起骨软化症。

三、各年龄阶段的临床表现不同

儿童年龄不同，机体的调节与适应能力不同，临床表现迥异。例如，颅内压增高时，婴幼儿会出现脑性尖叫、前囟饱满隆起、颅缝增宽等；而年长儿则表现为头痛、喷射性呕吐等。

四、易恢复，预后较好

儿童具有较强的修复能力和再塑能力，经过及时有效的救治和护理，病情容易好转甚至康复，且后遗症也较少，预后较好。

第二章
日常照护措施

从生命初始到长大成人，成长发育是一个复杂的过程，机体在此过程中易受疾病侵袭，因此加强婴幼儿日常照护对预防疾病发生尤为重要。

第一节　新生儿日常照护

"怀胎十月，瓜熟蒂落"，宝宝脱离母体，进入陌生环境，开始新的人生旅程。宝宝给家庭带来欢声笑语的同时也带来了挑战。不少新手父母，一旦遇见问题，往往手足无措，焦头烂额，更增加了宝宝的不适感，因此如何进行日常照护已成为父母的必修课。

一、环境

房间应阳光充足，通风良好，温湿度适宜。不同季节应该注意及时调节温度，增减衣被。

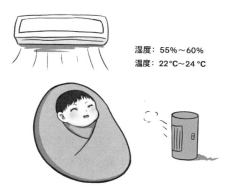

湿度：55%～60%
温度：22℃～24℃

二、合理喂养

母乳喂养对婴幼儿的生长发育至关重要，应教授母亲哺乳方法，指导其观察乳汁分泌是否充足，食后取右侧卧位，床头略抬高，避免溢奶，引起窒息，并告知母亲需避免服用容易通过乳汁影响婴儿健康的药物。

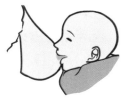

乳头和大部分乳晕都被含在嘴里

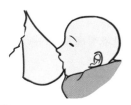

婴幼儿已经正确地含住了乳头，鼻子、嘴唇和下巴都很靠近乳房，这样可以有效地吃奶

三、日常观察

观察新生儿的精神、面色、呼吸、体温、哭声和大小便等情况；每日沐浴，水温适宜，应护理眼睛、口腔、鼻腔、外耳道、臀部和脐部；脐带未脱落的新生儿，须保持局部皮肤清洁干燥。

四、穿着指导

对于衣物，应着无扣前开衫，安全且舒适。冬季，新生儿不宜穿得过多、过厚，包裹不宜过紧，更不能用束带捆绑，以免造成新生儿发育不良。被褥和尿布要求清洁干燥，最好清洁后在阳光下暴晒。

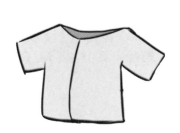

新生儿衣着应为无扣前开衫

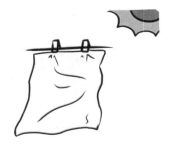

尿布在清洁后暴晒

五、早期教养

新生儿的视觉、听觉、触觉已初步建立，家长应在此基础上通过反复的视觉和听觉训练，建立不同的条件反射，培养新生儿的反应能力。

（一）精细动作训练

可不定时地让新生儿抓握家长的手指或自制小棉条、小玩具等。

（二）言语训练

在新生儿觉醒且安静时，家长应与其进行面对面的交流，用轻柔、清晰、高音调的声音对新生儿说话，可促进新生儿大脑的发育。

（三）社会适应行为训练

新生儿对脸谱类图形及人脸有特殊的敏感和喜爱，可以给予新生儿观看一些脸谱类挂饰或与他人面对面交流，能够增强新生儿对脸谱类图形及人脸的认识。

（四）感知觉训练

视觉：可在床的正上方约 20 厘米处悬挂色彩鲜艳的玩具或图画，以刺激新生儿视觉的发育。

听觉：可在新生儿觉醒且安静或睡眠时播放轻柔、舒缓的音乐，也可以播放儿歌、诗词朗诵等，以刺激其听觉发育。

触觉：同精细动作训练。

六、计划免疫

新生儿出生 2 周后应遵医嘱口服维生素 D，以预防佝偻病的发生。早期应进行先天性遗传代谢性疾病的筛查，如先天性甲状腺功能减退症等。此外还要进行有计划的免疫（表 2-1）。

表 2-1　新生儿计划接种表

适合接种年龄	疫苗种类	预防疾病名称
出生后 24 小时内	卡介苗	结核病
	乙肝疫苗	乙型肝炎
满 1 个月	乙肝疫苗	乙型肝炎

第二节　婴儿期日常照护

婴儿期生长发育迅速，营养物质和能量需求较多，但由于消化功能未发育完善，同时婴儿体内免疫物质逐渐减少，自身免疫系统发育不成熟，容易感染相关疾病，因此婴儿时期的日常照护也格外重要。

一、清洁卫生

（一）日常清洁卫生

每日早晚给婴儿洗脸、洗脚和洗臀部，勤换衣裤和尿布，保持会阴部皮肤清洁。浴后，及时擦干身体褶皱处，如颈、腋、腹股沟等部位。

（二）婴儿前囟门处污垢或痂皮的处理

新生儿的囟门应经常清洗，否则易引起头皮感染，继而使致病菌穿过囟门进入大脑，引发脑膜炎、脑炎。囟门的清洗可在洗澡时进行，清洗时可涂婴儿专用洗发液（不可用强碱性肥皂），用手指指腹平按在囟门处轻轻揉洗，不可强力按压或搔抓，更不能用硬物在囟门处刮划。如果积垢难除，可将蒸熟的麻油或其他精制油涂在囟门处，2~3 小时后用无菌棉球或者干净毛巾顺头发生长的方向进行清洁，并用温水冲净。

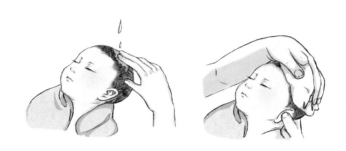

（三）婴儿耳鼻、口腔异物的处理

对于耳鼻分泌物或异物，可用棉签蘸水擦除，切勿将棉签插入耳及鼻腔内。在哺乳或进食后可喂少量温开水清洁口腔，须注意避免强行擦拭，以防损伤口腔黏膜及牙龈。

二、衣着

婴儿的衣物应该柔软、宽松、舒适，避免摩擦皮肤，且须便于穿脱及四肢活动。婴儿臀下不宜直接垫塑料布或橡胶垫，防止尿布性皮炎及其他皮肤疾病的发生。家长应根据季节给婴儿增减衣物。

三、睡眠

家长必须在孩子出生后即开始培养孩子良好的睡眠习惯，给孩子提供一个安静舒适的环境，可使用固定的轻柔乐曲催眠，不拍、不摇、不抱。关于喂养，由于尚未建立昼夜生活节律，且胃容量小，可夜间哺乳 1 次或 2 次，但不应含奶头入睡。

四、牙齿

4~10 个月的婴儿乳牙开始萌出，常常会表现异样如吸指、咬物，严重者表现为烦躁不安、无法入睡和拒食等，家长可用软布帮助婴儿清洁萌出的乳牙，并给较大婴儿提供一些较硬的饼干、烤面包片或馒头片等，以缓解不适。

婴儿不宜含着奶嘴入睡，以免发生"奶瓶病"。不良的吸吮习惯可导致颜面狭窄等畸形，影响婴儿面容。

五、预防疾病和意外

婴儿期宝宝由于免疫系统未发育完善，从母体获得的免疫物质随月龄增长而减少，因此要增强体质，预防疾病。例如，进行日光浴可预防佝偻病的发生。但是在进行户外活动时要防止意外事故的发生，如异物吸入、中毒、跌伤、触电、烫伤等。

六、早期教育

（一）语言能力训练

婴儿出生后，应利用一切机会引导婴儿咿呀学语：5~6 个月的婴儿，可锻炼其对简单语言做出动作反应或用动作回答简单问题的能力，以促进语言能力的发展；9 个月的婴儿，注意培养其模仿发音的能力，如"爸爸""妈妈"等。

（二）视听能力训练

3 个月内的婴儿：可在婴儿床上悬吊色彩鲜艳、能发出声音、可转动的玩具吸引婴儿；每日定时播放柔和的音乐，父母与婴儿面对面说话、唱歌。

3~6 个月的婴儿：可继续加强视听能力训练，可选择各种颜色、形状、发声的物品，吸引婴儿触摸、观看等，并注意培养婴儿分辨声音的能力。

6~12个月的婴儿：应培养其注意力，引导观察周围人和物，使婴儿逐渐认识和熟悉一些常见的事物，促进智力发育。

（三）运动能力训练

2个月的婴儿：家长可训练婴儿空腹俯卧，并逐渐延长俯卧的时间，锻炼俯卧抬头。

3~6个月的婴儿：练习抓握细小的玩具，训练翻身。

7~9个月的婴儿：可用一些滚动的、颜色鲜明的玩具逗引宝宝爬行，同时锻炼其站立、坐下以及迈步。

10~12个月的婴儿：鼓励婴儿学习走路。

（四）大小便训练

婴儿时期，饮食结构改变，消化系统也逐渐成熟，婴儿大便次数可逐渐减少至每日1~2次，可以对其进行定时训练。当婴儿学会坐姿之后可练习使用坐盆，每次3~5分钟，但是应该注意在婴儿坐盆时勿分散其注意力。

七、定期体检

6个月以下的婴儿建议每个月进行1次体检，6个月以后的婴儿每2~3个月进行1次体检，对于体弱多病、高危的婴儿可增加体检次数。增加户外活动可促进皮肤合成维生素 D_3，但考虑到紫外线对婴儿皮肤的损伤，不建议6个月以下婴儿在阳光下直晒。

八、计划免疫

家长应带婴儿完成计划免疫程序的基础免疫，增强免疫力，预防急性传染病的发生（表2-2）。

表 2-2　婴儿期计划接种表

适合接种年龄	接种疫苗种类	预防疾病名称
出生后 24 小时内	卡介苗	结核病
	乙肝疫苗	乙型肝炎
满 1 个月	乙肝疫苗	乙型肝炎
满 2 个月	脊髓灰质炎疫苗	小儿麻痹症
满 3 个月	脊髓灰质炎疫苗	小儿麻痹症
	百白破疫苗	百日咳、白喉、破伤风
满 4 个月	脊髓灰质炎疫苗	小儿麻痹症
	百白破疫苗	百日咳、白喉、破伤风
满 5 个月	百白破疫苗	百日咳、白喉、破伤风
满 6 个月	乙肝疫苗	乙肝疫苗
满 8 个月	麻风疫苗(麻疹疫苗)	麻疹、风疹
	乙脑减毒活疫苗	乙型脑炎

第三节　幼儿期日常照护

幼儿期孩子开始学习爬行、走路，甚至可以说几句简单的话语，不仅逐渐有了自己的思维，而且对周围环境充满好奇，但同时也可能会发生意外。因此，家长应加强幼儿期的日常照护。

一、衣着

幼儿的衣服应颜色鲜艳，易于穿脱，以锻炼孩子的自理能力。

二、睡眠

幼儿期孩子的睡眠时间较婴儿期减少。睡前，注意不要给幼儿阅读紧张的故事或做剧烈游戏，应给予陪伴来增强其安全感，或播放轻柔和助眠的音乐帮助其入睡。

三、饮食

家长应提供丰富、平衡的膳食，在保证孩子体格发育的同时培养良好的进食行为和卫生习惯，并鼓励孩子独立进餐、按时进餐。

四、口腔保健

家长应指导孩子合理进食，帮助孩子去除不良习惯，定期进行口腔检查。

五、早期教育

（一）语言能力培养

家长可通过玩游戏、讲故事、唱歌等促进幼儿语言能力发育，并借助动画片等电视节目增加其词汇量，纠正其发音。

（二）独立意识培养

幼儿时，家长应开始培养孩子独立进食、喝水、穿脱衣物的能力；进行大小便训练，选择安全合适的坐便器，采用赞赏和鼓励的方式训练，衣裤应易脱或穿开裆裤，并经常提醒是否需要大小便。

（三）卫生习惯培养

定时洗澡，勤剪指甲，注重个人卫生，养成饭前便后勤洗手的习惯等。

(四)思维能力训练

玩具是早期教育的工具,同时可以锻炼幼儿思维,促进智力开发。应根据不同年龄段选择玩具:1~2岁幼儿可选择走、跳、攀登和发展肌肉活动能力的玩具,如球类、滑梯等;2~3岁幼儿要选择能发展动作、想象、思维等能力的玩具,如积木、玩具娃娃等。家长应告知幼儿不同玩具的用法。

(五)品德教育

教育幼儿应学会互帮互助、尊敬长辈和使用礼貌用语等。

六、心理照护

幼儿期孩子心理发育最为迅速,父母与孩子日常交流沟通时,要时刻注意自己的言行举止,给孩子树立一个良好的榜样。教育孩子需要以身作则,并时刻关注其心理发展。

七、定期体检及计划免疫

每3~6个月体检1次,筛查缺铁性贫血,进行眼部保健及口腔保健,并定期进行预防接种(表2-3)。

表2-3　幼儿期计划接种表

适合接种年龄	疫苗种类	预防疾病名称
6~18月龄	A群流脑疫苗	流行性脑脊髓膜炎
	甲肝减毒活疫苗(18月龄)	甲型肝炎
18~24月龄	麻腮风疫苗	麻疹、腮腺炎、风疹
	百白破疫苗	百日咳、白喉、破伤风
2周岁	乙脑减毒活疫苗	流行性乙型脑炎

第三章
日常照护问题处理

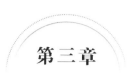

第一节　吐奶

　　王妈妈有时给宝宝更换尿片或者稍微翻动宝宝，宝宝就突然"哇"地一下，将刚喂不久的奶吐掉了。王妈妈紧张得不知所措，于是找到了张医生。

　　张医生诊断为吐奶，没有给宝宝开药，但是推荐她去中医护理门诊咨询小杏护士。

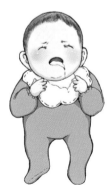

小杏答疑

王妈妈：什么是吐奶？

小杏：吐奶，中医称为溢乳或漾奶，是指胃内容物轻微地反流到口腔中，顺着嘴角流出，且常伴随打嗝出现；或情绪兴奋、动作幅度较大时，从口腔、鼻孔溢出原状奶液。若宝宝无身体不适，生长发育好、精神好、吃奶好，称为生理性吐奶；反之，若观察到宝宝在吐奶的同时，出现精神差、吃奶差，伴随腹胀、腹泻、发热、哭闹不安等各种不适表现，则可能是患有消化系统疾病，属于病理性吐奶，建议尽早带宝宝就医。

王妈妈：我家宝宝为什么会吐奶呢？

小杏：第一，宝宝的胃呈水平位，加上食管与胃之间的贲门没有发育成熟，贲门处肌肉松弛，关闭不紧，胃中食物容易返回食管，从口中吐出来，这是孩子发生吐奶最主要的原因。生活中，宝宝在喝奶后经常平躺，这一姿势更易使母乳或牛奶从食管中反流。第二，喂奶量过多。有些宝宝食量较大，每日喝奶次数较多，加上宝宝使用的奶瓶、奶孔较大，造成宝宝吸奶过度。第三，宝宝感冒后可能出现恶心、反胃等，此时可伴有吐奶表现。

小杏支招

王妈妈：那我可以给孩子做穴位按摩等治疗吗？请你给我指导一下吧。

小杏：嗯，有一些简单的中医护理方法可以自己在家中操作，我给您介绍几个妙招吧。

妙招一：拍嗝方法

【操作方法】给宝宝喂完奶后进行拍嗝，以预防宝宝吐奶。

方法一：将宝宝竖直抱起在胸前，头靠在家长肩上，家长一只手扶住宝宝的下肢和臀部，另一只手在其背部轻轻拍打。

方法二：家长坐稳在有靠背的椅子上，扶着宝宝让其坐在家长腿上，家长一只手支撑其胸部，另一只手轻拍背部。

方法三：宝宝趴在家长腿上，家长一只手扶住其头部，让头部略高于胸部，另一手轻拍其背部或用指腹在背部轻轻画圈抚摸。

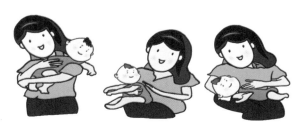

3 种拍嗝方法

【功　　效】和胃降逆。适用于恶心、呕吐、腹胀者。

妙招二：穴位贴敷

【操作方法】取生姜、吴茱萸各 9 克，先将吴茱萸研为细末，与生姜共捣成泥，再敷于宝宝双侧涌泉穴，用绷带固定，每日换药 1 次，连用 2 日。

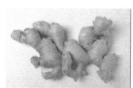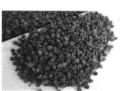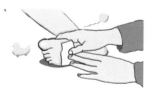

将生姜、吴茱萸敷于涌泉穴

【功　　效】和胃降逆。适用于消化不良、恶心呕吐者。

【穴位定位】

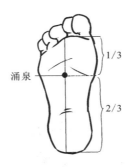

涌泉

1/3

2/3

妙招三：董氏指压法

【操作方法】家长伸出右手示指，指头蘸以少量冰硼散，令宝宝张嘴或用压舌板配合，家长轻弯示指呈弓状，伸入患儿舌根部，以指头按压在"火丁"上（解剖位置是会厌软骨部位），稍用力加压然后瞬间抽回，如此完成 1 次手法。每日 1 次，连续 15 日，治疗前应禁食 2 小时，治疗后 1 小时方可进食。

【适应人群】适用于乳后即刻或片刻出现呕吐者。

【注意事项】家长操作前应剪短指甲，洗净双手，常规消毒双手。

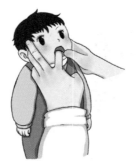

小杏叮嘱

小杏：平时还应该注意以下几点，以预防宝宝吐奶及照顾吐奶宝宝。

（1）宜食用清淡易消化的食物，注意量宜少，食物种类不宜过杂。

（2）注意喂养，包括乳汁量、浓度、喂养姿势等。

（3）密切观察宝宝呕吐物的性状、量的多少，呕吐时是否呈喷射状等；了解呕吐之前或期间进食的种类、时间与数量。

（4）宝宝吐奶时，禁止采取俯卧位，以避免婴儿猝死综合征的发生。母乳喂养的宝宝可继续母乳喂养，母亲忌食容易胀气的食物（如豆类）；牛奶喂养或者母乳、牛奶混合喂养的宝宝，建议转食用易消化的乳蛋白部分水解配方粉。

小杏：宝宝若发生吐奶，伴有精神不振、情绪不安、无法入睡、发热、腹胀等表现，则应该去医院就诊。

 专家提醒

（1）若宝宝呕吐时出现阵发性哭闹，可考虑外科急腹症，如肠套叠、肠梗阻等；若宝宝出现呕吐伴腹泻，可考虑胃肠道感染性疾病；若宝宝出现喷射性呕吐伴剧烈头痛，应警惕颅内高压。若发现宝宝出现以上症状时，家长应及时带宝宝前往医院进行专业的诊断和治疗。

（2）宝宝生理性吐奶严重时，可前往医院遵医嘱口服刺激肠道蠕动的药物。

第二节　厌食

李妈妈的孩子今年 3 岁，非常活跃，这半年来吃饭时总是围着饭桌乱跑，李妈妈只能在后面追着喂，而且李妈妈的孩子几乎不吃肉，只吃蛋、土豆和少许豆腐。

最近，孩子出现了体重下降、便秘、腹胀等状况，于是李妈妈找到了张医生。张医生诊断为厌食，建议孩子吃些健脾药，并推荐李妈妈去中医护理门诊咨询小杏护士。

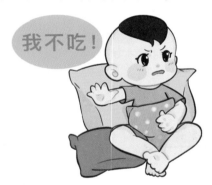

我不吃！

小杏答疑

李妈妈：张医生说我孩子是厌食了，厌食是什么啊？

小杏：厌食，中医称为恶食症，以较长时期厌恶进食、食量减少为主要特征。

李妈妈：我家孩子为什么会厌食呢？

小杏：现代医学对厌食的机制尚未明确，从中医的角度来说，孩子不爱吃饭与脾胃失调有关，其根本原因是脾虚。脾运化功能不好，胃里总有食物，出现饱胀感，导致食欲不振进而不爱吃饭。如果持续一段时间，很可能会导致营养不良。

【小杏支招】

李妈妈：我可不可以在家里给孩子做穴位按摩等治疗呢？

小杏：有一些简单的中医护理方法可以在家里进行。现在，我给您介绍几个治疗厌食的妙招吧。

妙招一：穴位按摩

【操作方法】 一般宜在清晨空腹或饭前练习补脾经、运内八卦手法，并按摩中脘、脾俞、内关、足三里穴，每个穴位轻揉60~120次，每日1次，7日为1个疗程，3日后可再进行第2个疗程。

【穴位定位】

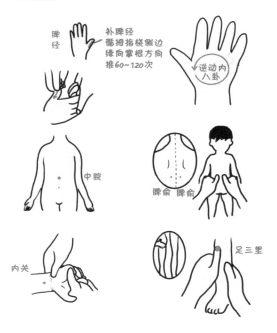

【功　　效】 调理脾胃。适用于脾胃积食者。

【注意事项】 室内温度以 26℃ 左右为宜，注意保暖。

妙招二：捏脊疗法

【操作方法】 裸露孩子背部，俯伏于家长身上。家长用捏法自下而上沿着孩子脊柱从长强穴到大椎穴反复推捏 3 遍，在第 2~3 遍推捏过程中，每捏 2~3 次便将两指间的肌肉向外侧斜上方提 1 下，每日 1 次，连续 10 日为 1 个疗程。

捏脊疗法

【操作图解】 家长两手半握拳，两小指抵于脊柱两旁，做示指向前、拇指向后的翻卷动作，两手交替向前推动。

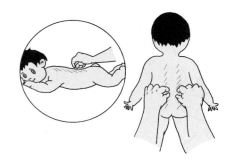

【适用人群】 适用于脾胃虚弱者。

【注意事项】 家长操作前应剪短指甲，洗净双手，用润肤油充分滋润双手并搓热，保持室内温度在 26℃ 左右为宜，注意保暖。

妙招三：香佩疗法

【操作方法】 用砂仁 3 克、白豆蔻 3 克、山奈 15 克、甘松

好妈妈胜过好医生

——婴幼儿家庭中医护理

15 克、藿香 10 克、苍术 10 克、冰片 5 克共研细末，装入香囊中。日间将香囊固定于胸前（近膻中穴），夜间不佩戴时放在枕边。

【功　　效】醒脾开胃。适用于食欲不振、腹胀、便溏者。

 小杏食谱

1. 雪梨山楂粥

【原　　料】雪梨 1 个，生山楂 10 克，粳米 50 克，冰糖适量。

【制　　作】将雪梨洗净、切碎，加水适量煮半小时，捞去梨渣，加粳米、生山楂、冰糖煮粥。

【用　　法】趁热食用。

【功　　效】润肺生津。适用于食欲不振、身体消瘦者。

2. 莲肉糕

【原　　料】莲子（去心）100 克，糯米（或大米）50 克，白糖适量。

【制　　作】将莲子泡发、洗净，放入锅中，加水适量煮熟烂，用洁净的纱布包住莲子，揉烂碎成莲肉泥。将糯米(或大米)淘净后与莲肉泥拌匀，加水适量，蒸烂，待冷却后，以洁净纱布将其压平，切块，上盘后撒一层白糖即可。

【用　　法】每次 1 块，每日 2 次，做主食或点心服用。

【功　　效】健脾益气。适用于食欲不振、呕吐、腹泻、腹胀者。

 小杏叮嘱

小杏：平时还应该注意以下几点，以预防孩子厌食。

(1)让孩子远离不健康的零食。

(2)给孩子创造良好的用餐氛围。

(3)给孩子补充微量元素。

小杏：如果孩子厌食，且有过敏、胃肠道疾病等，建议家长带孩子到医院做相关检查。

 专家提醒

(1)小儿缺铁可出现精神行为异常、易感染、生长发育迟缓、口腔炎及皮肤干燥等现象；小儿缺锌可表现为免疫力低下、反复感染、生长发育缓慢、智力发育不良、食欲差、皮肤损害及性器官发育不全等；小儿长期缺钙，易出现夜间盗汗、手足抽搐、夜啼易惊、皮疹、厌食、便秘和烦躁不安等症状。家长若发现小儿出现以上症状，应带其去医院进行微量元素检测，并进行针对性的治疗。

(2)根据有关调查分析，饮食不节制、喂养不当所致的厌食占 50%左右，因疾病导致的厌食占 27%左右，因后天失调、环境变化、精神因素所致的厌食占 23%左右。

<h2>第三节 食物过敏</h2>

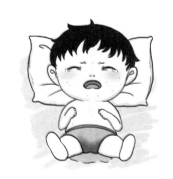

刘妈妈的小孩 3 个月，由于母乳少，近一个月开始给宝宝添加牛奶。宝宝从添加牛奶起每日下午持续哭闹 1~2 小时，每次哭闹至肛门排气后才有所缓解，晚上睡觉也偶有哭闹。宝宝每日排黄色稀水便 10~12 次，无臭味，耳部及面部有红色湿疹。

刘妈妈找到张医生，张医生诊断为牛奶过敏，建议刘妈妈目前尽可能进行母乳喂养，且应该回避含牛奶蛋白的食物，并推荐她去中医护理门诊咨询小杏护士。

 小杏答疑

刘妈妈：张医生说我宝宝是牛奶过敏了，是食物过敏的一种表现，这是怎么回事呢？

小杏：食物过敏，中医称为瘾风，是指我们的免疫系统对食物中天然、无害的物质作出过度反应的现象，牛奶过敏是对牛奶中的蛋白成分作出过度反应。

刘妈妈：宝宝出现腹泻、湿疹，就一定是食物过敏吗？

小杏：不一定，腹泻、湿疹是食物过敏的典型症状，但它们并不是食物过敏所特有的症状，所以绝不是说只要出现这些问题就一定是发生了食物过敏。宝宝食物过敏最常受累的器官是皮肤、胃肠道黏膜、呼吸道黏膜，这些部位通常会出现一些异常症状。

 小杏支招

刘妈妈：中医有什么方法能治疗食物过敏吗？请你给我指导一下吧。

小杏：好的，我给您介绍一些您自己在家中就能操作的、简单的中医护理方法。

妙招一：穴位按摩

【操作方法】每日上午 9～11 时，家长对小孩的风池、迎香、肺俞、脾俞、肾俞穴进行轻揉按摩，每日 15 分钟，每日 2 次。连续 3 个月。

【穴位定位】

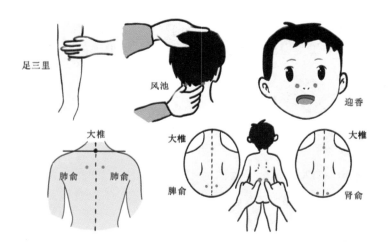

① 1 寸≈3.33 厘米。

【功　　效】调补肺气，补虚清热。

【注意事项】家长操作前应剪短指甲，洗净双手，用润肤油充分滋润双手并搓热，保持室内温度在 26℃ 左右，注意保暖。

妙招二：艾灸疗法

【操作方法】将点燃的艾条悬于血海穴进行熏灸，注意与皮肤保持 3~5 厘米的距离，每次灸 10 分钟左右，直至皮肤温热发红，有温热感，而又不至于产生灼痛感和皮肤烧伤。建议家长购买家用的艾灸盒，对小孩来说使用起来更为安全。

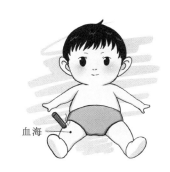

血海

熏灸血海穴

【适用人群】适用于血虚引起的面色苍白、皮肤瘙痒者。

【注意事项】孩子的皮肤对温热疼痛感觉敏感度较差，且孩子好动、较难配合，所以施灸时要格外小心。家长可将自己的手放在孩子的施灸部位，以感知小孩灸温的强弱，谨防烫伤。

 小杏食谱

1. 蔬菜米糊

【原　　料】胡萝卜 20 克，小白菜 20 克，小油菜 20 克，婴儿米粉 30 克。

【制　　作】将胡萝卜、小白菜、小油菜洗净、切碎，加水适量煮 3 分钟，待水稍凉后，滤出菜汤，加入婴儿米粉搅拌均匀，调成糊状。

【用　　法】趁热食用。

【适用年龄】 6个月以上。

【功　　效】 补中益气。适用于身体虚弱、腹泻、黏液样或稀水样便者。

2. 胡萝卜小米糊

【原　　料】 小米30克，胡萝卜20克。

【制　　作】 将小米洗净煮粥，取上层米汤；将胡萝卜去皮、洗净、切块，蒸熟后，将胡萝卜捣成泥，与米汤混合搅拌均匀，调成糊状。

【用　　法】 趁热食用。

【适用年龄】 1岁以上。

【功　　效】 健脾除疳。适用于腹痛、腹胀、腹泻者。

 小杏叮嘱

小杏：平时您还应该注意以下几点，以照顾食物过敏的孩子。

（1）做到完全回避含致敏物质的食物。

（2）避免过早添加辅食，谨慎给孩子添加鱼、肉、虾、牛奶、鸡蛋、花生等易致敏食物。

（3）寻找过敏食物的替代品，保证其生长发育的营养需要。

（4）定期复查。

小杏：食物过敏症状缺乏特异性，若家长怀疑孩子对某种食物过敏，禁忌反复试探疑似致敏的食物，应及时就医。

 专家提醒

诊断食物过敏的金标准是食物回避试验和激发试验，若怀疑孩子对某种食物过敏，应将疑似过敏的食物暂时从孩子的膳食中除去，观察其过敏症状是否减轻或消失，若是即说明回避试验阳性，有助于医生对过敏原的诊断；再次食用疑似过敏的食物，又激发过敏症状，则说明激发试验阳性。针对某种食物的回避试验和激发试验均呈阳性，则基本可以确定孩子是因为该种食物发生过敏。

第四节　生理性腹泻

陈妈妈的宝宝出生后不久就开始腹泻，每日大便数次，甚至十几次，每次大便量不一定很多，其中含少量水分，没有特殊味道。但是孩子并没有其他的症状，食欲好，没有吐奶，生长发育速度也正常。最近，宝宝总是反反复复长湿疹，于是陈妈妈带宝宝去医院看医生。

张医生诊断为生理性腹泻，暂时建议陈妈妈不给宝宝吃药，并推荐她去中医护理门诊咨询小杏护士。

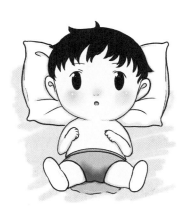

小杏答疑

陈妈妈：什么是生理性腹泻呢？

小杏：生理性腹泻，中医称为泄泻，是某些婴儿的正常现象，除大便次数增多外，并不影响孩子的生长发育，不属病态，无须用药，因此我们称其为生理性腹泻。

陈妈妈：为什么宝宝会出现生理性腹泻呢？

小杏：我们知道，婴儿的消化能力有一定的限度，如果给婴儿吃的食物超过其承受能力，就会发生腹泻。例如，将牛奶里的水分蒸发一半，制成所谓的蒸发奶，然后用这种奶不加稀释地喂养婴儿，有部分婴儿就可能因奶内营养成分太高而发生腹泻。再者，母乳的成分由于民族、饮食习惯、健康状况以及个体差异而有很大的差别，有的母乳含营养成分不足，造成婴儿营养不足，而有的母乳含营养成分超过婴儿的需要，其多余的部分便随腹泻排出体外，所以出现生理性腹泻，尽管从大便中排出部分营养成分，但是已经吸收的营养成分还是比一般孩子多。

 小杏支招

陈妈妈：中医有什么方法改善宝宝的生理性腹泻吗？请你给我指导一下吧。

小杏：好的。有一些治疗宝宝的生理性腹泻的妙招是可以在家里做的，我给您介绍几个吧。

妙招一：贴敷疗法

【操作方法】家长自备丁香 2 克，车前子 10 克，胡椒、肉桂、荜茇各 3 克，共研细末，每次取 3 克，用陈醋调成糊状，敷于脐中，用纱布覆盖、胶布固定，每日换药 1 次，连用 3~5 日。

【适用人群】适用于肠道紊乱而反复腹泻者。

妙招二：穴位按摩

【操作方法】每日上午 9~11 时，家长对小孩的鱼际、足三里穴轻揉按摩，并从中脘穴推至肚脐，每日 15 分钟，每日 2 次，连续 3 个月。

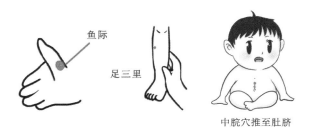

鱼际

足三里

中脘穴推至肚脐

【适用人群】适用于气血不畅、理气行滞而腹泻者。

 小杏食谱

1. 丝瓜叶粥

【原　料】鲜丝瓜叶 30 克，粳米 30 克。

【制　作】将以上原料熬粥服用。

【用　法】空腹食用，每日 2 次，连用 1~2 周。

【功　效】清热解毒。适用于感受外邪，热重于湿型腹泻者，患儿表现为大便稀薄、发热、口渴。

2. 山楂神曲粥

【原　料】山楂 50 克，神曲 15 克，粳米 30 克。

【制　作】将以上原料熬粥服用。

【用　　法】空腹食用，每日 2 次，连用 1~2 周。

【功　　效】开胃消食。适用于肠道紊乱而腹痛、腹泻者。

 小杏叮嘱

小杏：平时还应该注意以下几点，以预防宝宝腹泻。

（1）提倡母乳喂养。

（2）喂养定时、定量。

（3）加强体格锻炼，注重气候变化，及时增减衣服，避免腹部着凉。

（4）加强皮肤护理，应及时换尿布，并用温水清洗臀部及会阴部。

小杏：如果经过上述调整，仍不能改善症状，建议您及时就诊。

 专家提醒

对生理性腹泻的婴儿，应警惕在此基础上发生病理性腹泻。如果大便次数突然增加，大便内水分增多，有臭味，就很可能有其他因素加重腹泻，此时应该寻找原因，去除造成腹泻的新因素，积极给予治疗，以恢复平时状况。

第五节　过敏性鼻炎

到了冬天，天气逐渐变冷，杨妈妈发现，3 岁的小强最近晚上睡觉有鼻塞的现象，每日早上起床后，小强都会打喷嚏、流清鼻涕等，导致小强总是喜欢擤鼻涕，鼻子被擤得通红，反反复复了好几个星期，吃了感冒药也不见好，杨妈妈觉得不放心，于是带孩子来医院检查。

王医生诊断为过敏性鼻炎，开了一些药物，并推荐杨妈妈去中医护理门诊咨询小杏护士。

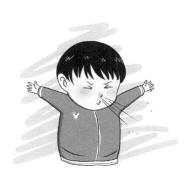

 小杏答疑

杨妈妈：什么是过敏性鼻炎？有哪些表现？

小杏：过敏性鼻炎又称变应性鼻炎，中医称为鼻鼽，是常见的过敏性疾病之一。儿童过敏性鼻炎的四大典型症状为打喷嚏、流清鼻涕、鼻痒和鼻塞。婴幼儿入睡后可伴随张口呼吸、打鼾等现象，严重者会有喘息及喂养困难等，学龄前期以鼻塞为主，可伴有眼部症状和咳嗽。

杨妈妈：感冒了也会出现打喷嚏、流鼻涕等现象，我应该如何区分？

小杏：普通感冒常发病较急，早期表现为打喷嚏、鼻塞、流清鼻涕、咽痛等，后期会有流黄脓鼻涕，一般持续时间为 7 ~ 10 日；而过敏性鼻炎持续时间较普通感冒长，至少要 2 周，主要表现为流清鼻涕、鼻痒、鼻塞、打喷嚏，可伴有眼痒、结膜充血等症状。家长可以通过发病时间的长短、鼻涕是否呈黄脓性等判断。

小杏支招

杨妈妈：王医生让我们用药，定期复查，在家中有什么护理的办法吗？请你给我指导一下吧。

小杏：好的，我给您介绍一些可以自己在家中操作的、简单的护理方法。

妙招一：鼻腔冲洗

【操作方法】购买家用鼻腔冲洗器，在其他鼻用药物使用之前，使用0.9%氯化钠溶液冲洗鼻腔，冲洗之前先把鼻涕擤干净，再将冲洗液从一侧鼻腔冲进去，头稍稍倾斜，让冲洗液从另一侧鼻腔流出，两侧鼻腔交替进行。

【适用人群】适用于喷嚏不断、流清鼻涕者。

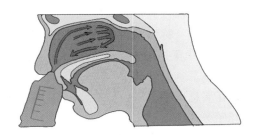

鼻腔冲洗示意图

妙招二：小儿推拿法

【操作方法】采用推拿手法沿着小儿背部足太阳膀胱经、督脉循行路线反复推、按摩近150次，每次操作为15分钟左右，7日为1个疗程，每个疗程间隔2日，治疗2个疗程。

【适用人群】适用于鼻痒而喷嚏连作、鼻塞、流清涕、遇冷风则易发作等患儿。

【注意事项】推拿过程中, 如有发热、咳嗽等呼吸道感染表现, 则暂停推拿。

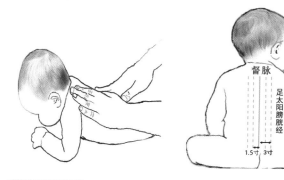

🧒 小杏食谱

1. 葛根芫荽粥

【原　　料】葛根 50 克, 粳米 100 克, 芫荽 10 克。

【制　　作】将葛根洗净, 放入锅内, 加水 2000 毫升, 煮至 1000 毫升, 去渣, 加入粳米煮成粥, 以切成碎末的芫荽调匀食用。

【用　　法】空腹食用。

【功　　效】清热解肌, 通鼻窍。适用于鼻痒、鼻塞等患儿。

2. 红枣山药粥

【原　　料】红枣 10 克, 山药 20 克, 糯米 20 克, 黄豆 50 克, 白糖或冰糖适量。

【制　　作】将黄豆清洗干净后，放入清水中浸泡6～8小时，泡至发软备用；糯米淘洗干净，用清水浸泡2小时；红枣、山药、糯米、黄豆煮沸后，加入白糖或冰糖调味。

【用　　法】趁热食用。

【功　　效】健脾和胃，益气固表。适用于预防过敏性鼻炎的发生。

 小杏叮嘱

小杏：儿童过敏性鼻炎治疗需要防治结合。

（1）避免接触过敏原：生活中注意观察哪些因素容易诱发过敏性鼻炎发作，将其找出并尽量避免与其接触。常见的过敏原是尘土、螨虫、真菌、动物皮毛、羽毛等。过敏原检测可以帮助家长初步确认孩子对什么物质过敏，并在日常生活中尽量避免接触这些引起过敏的物质。

（2）药物治疗：应按患儿的年龄选择适宜的药物，进行阶梯性药物治疗，掌握正确的使用方法，全程足量治疗，不能轻易停药。

 专家提醒

（1）避免接触过敏原是防治过敏性鼻炎的首要原则，家长应做好家庭环境卫生的清洁，养成良好的卫生习惯，在雾霾天或冬春季节外出时应注意佩戴口罩，保护宝宝不暴露在过敏环境中。

（2）过敏性鼻炎应考虑家族史、过敏性疾病史，医生根据临床表现和过敏原检测结果进行诊断。对低龄儿童，过敏原检测可不作为必要条件。

第六节　鹅口疮

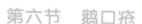

　　这两日，赵妈妈的宝宝突然有点不想喝奶，奶瓶到嘴边总是下意识地往外推，在吃奶过程中甚至出现紧锁眉头，一脸难受的样子。赵妈妈仔细检查了全身，最后发现宝宝的口腔内有大量乳白色膜状物，以为是奶瓣，她用棉签擦拭，发现难以擦掉，强行擦掉后局部黏膜发红，甚至有渗血，最后宝宝大哭不止，于是她带宝宝去医院看医生。

　　张医生诊断为鹅口疮，暂时建议赵妈妈不给宝宝吃药，推荐她去中医护理门诊咨询小杏护士。

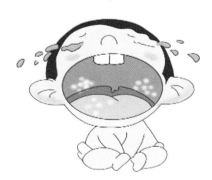

小杏答疑

　　赵妈妈：张医生说我家宝宝得了鹅口疮，什么是鹅口疮呢？

　　小杏：鹅口疮，中医称为雪口，是指口腔念珠菌感染引起的口腔黏膜炎症，以口腔两侧颊黏膜、上颚、舌面、咽部等部位出现白色乳凝膜状物，也就是您看到的以白屑为主要临床特征的一种口腔疾病。该病一年四季皆可发生，易复发，是2岁以内婴幼儿的常见病。

赵妈妈：我家宝宝为什么会得鹅口疮呢？

小杏：这种疾病是由白色念珠菌引起的，该病菌虽然在健康儿童的口腔里也存在，但并不致病，宝宝口腔不清洁或营养不良时易发病，多因奶瓶、奶嘴消毒不彻底，或在母乳喂养时，妈妈的乳头不清洁。

 小杏支招

赵妈妈：对于鹅口疮，我也知道一些传统的办法，但没有系统学习过，不敢随便操作，请你给我指导指导吧。

小杏：好的。有一些简单的治疗鹅口疮的中医护理方法是可以在家里自己操作的，我给您介绍几个妙招吧。

妙招一：中药擦拭法

【操作方法】选取冰硼散、青黛散、紫金锭、珠黄散、西瓜霜喷剂中的一种，每次适量，涂敷患处，每日3次。

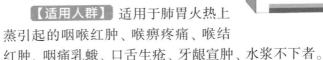

【适用人群】适用于肺胃火热上蒸引起的咽喉红肿、喉痹疼痛、喉结红肿、咽痛乳蛾、口舌生疮、牙龈宣肿、水浆不下者。

妙招二：耳穴按摩

【操作方法】选取口、心、肺、肾上腺、肾、胃、内分泌等耳穴，将粘有王不留行籽的胶布固定于上述穴位处。每日按压2~3次，每次每个穴位按压1分钟。隔日更换1次。

耳穴按摩

【适用人群】适用于抵抗力低下而鹅口疮

反复发作者。

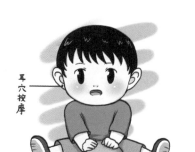

耳穴按摩

 小杏食谱

赵妈妈：那宝宝在饮食方面有什么需要注意的吗？

小杏：嗯，加强宝宝的营养，给予易吸收、易消化并富含优质蛋白质的食物；增加宝宝维生素的摄入量，给予一些新鲜的水果、蔬菜汁等。我来给您介绍一个适合宝宝的药食同源的食疗方法。

竹叶灯心乳

【原　　料】淡竹叶 6 克，灯心草 1.5 克，乳汁 10 毫升。

【制　　作】将淡竹叶、灯心草先煎，去渣取药液，兑入乳汁中，调匀服用。

【用　　法】每日数次，不拘多少。

【功　　效】清心火，利湿热。适用于心火上炎，上蒸而白屑堆积蔓延者。

 小杏叮嘱

小杏：平时还应该注意以下几点，以预防鹅口疮。

（1）患儿母亲喂奶前后，清洗乳头，每次母乳喂养不可过饱，每次母乳喂养的时间不超过 25 分钟，不建议给予患儿安抚奶嘴；哺乳婴儿的奶瓶、奶嘴在使用前后应煮沸消毒，并及时清理患儿口腔，用消毒纱布或棉签蘸冷开水或 0.9%氯化钠溶液轻轻擦洗患儿口腔，每日 3~4 次。

（2）鹅口疮具有传染性，患儿擦嘴的毛巾、常用的玩具及被褥等要定期单独洗涤、晾晒。

（3）加强宝宝的自我抵抗力。

小杏：注意观察病情变化，如鹅口疮患儿口腔白屑堆积，上下蔓延，影响吞咽或造成呼吸困难，建议及时就诊。

 专家提醒

（1）鹅口疮可表现为口腔黏膜表面覆盖白色乳凝块样小点或小片状物，可逐渐融合成大片，不易擦去，周围无炎症反应，强行剥离后局部黏膜潮红、粗糙，可有溢血。重症则全部口腔均被白色斑膜覆盖，甚至可蔓延到咽、喉、食管、气管、肺等部位，此时可危及生命，多见于新生儿、久病体弱儿。

（2）制霉菌素是目前治疗婴幼儿鹅口疮的常用药物之一，其价格低廉，效果较好。

第七节　痱子

虽然今年夏天天气炎热，但是黄妈妈怕自己 1 岁的小孩感冒，还是给小孩穿得严严实实的，结果小孩颈部长了许多痱子，涂了几日痱子粉但没有效果，黄妈妈便连忙抱着小孩去找张医生看病。

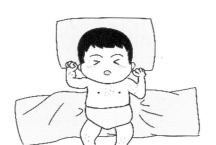

张医生了解了小孩的情况后，诊断为痱子，推荐黄妈妈去中医护理门诊咨询小杏护士。

 小杏答疑

黄妈妈：张医生说小孩是长痱子了，痱子到底是什么呢？

小杏：痱子又称粟粒疹，中医称为痱疮，为夏季或炎热环境下常见的一种表浅性、炎症性皮肤病，是暑湿蕴蒸、汗泄不畅导致汗管堵塞、汗管破裂，汗液渗入周围组织而引起的。流行病学研究结果显示，痱子多发于盛夏之际，90%以上的婴幼儿都患过痱子，尤其是肥胖儿。

黄妈妈：除了温度过高，还有其他原因会使小孩长痱子吗？

小杏：能使婴幼儿长痱子的原因有很多，除了天气热，主要还有以下4种因素。

（1）体液多：宝宝身体中的体液含量较成人多，新陈代谢旺盛，自主神经调节功能尚不健全，活动时容易出汗。

（2）穿盖多：宝宝穿得太多，或盖得太厚，也会出汗多。

（3）吃得好：进食可以增加热量，所以有的宝宝吃饭时可能会全身出汗，尤其是吃高蛋白的食物时，出汗会更多。

（4）睡前活动多：宝宝在入睡前活动过多，机体内各脏器功能代谢活跃，使机体产热增加。为达到散热的目的，宝宝睡觉时皮肤血管会扩张，汗腺分泌增多。

黄妈妈：那痱子严重吗？

小杏：痱子起病时表现为皮肤发红，后期主要表现为小丘疹、小水泡。病情与气候密切相关，气温高、湿度大时，皮损增多；气候转凉时，皮损逐渐消退。当皮肤瘙痒时，若宝宝过度搔抓可致继发感染，发生毛囊炎、疖或脓肿。

 小杏支招

黄妈妈：那我应该怎么给宝宝调整状态呢？

小杏：我给您介绍一些可以在家里操作的、简单的中医护理方法吧。

妙招一：中药外洗法

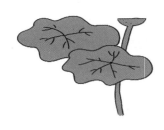

【操作方法】取新鲜荷叶1片，清水煮10分钟左右，将荷叶水兑入温水中洗澡。每日1~2次，每次10~15分钟。年长儿可适当延长洗澡时间。

【适用人群】适用于患处皮肤发红且有密集白色或红色丘疹者。

妙招二：中药外涂法

【操作方法】取金银花6克，用开水浸泡约1小时，以棉签或纱布蘸金银花浸泡液轻抹患处，每日3次。

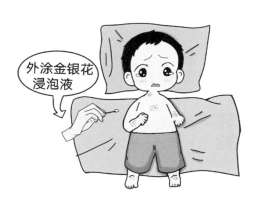

外涂金银花浸泡液

【适用人群】 适用于患处皮肤有水疱、丘疹、发热者。

小杏食谱

黄妈妈：那小孩可以吃些什么呢？

小杏：饮食应注意清淡、营养均衡，不必局限于某种或某几种食物。

1. 苦瓜炒鸡蛋

【原　料】 苦瓜 150 克，鸡蛋 3 个，生姜末、菜油、食盐、味精各适量。

【制　作】 将苦瓜洗净，剖成两半，挖净苦瓜瓤，切成小片状，将鸡蛋打入碗内，放入食盐拌匀待用；将铁锅置于旺火上烧热，倒入菜油烧至八成热，放入苦瓜片，加少量食盐、生姜末，炒至半熟，起锅装入盘中待用，将鸡蛋倒入油锅中，煸炒几下后倒入半熟的苦瓜片，加味精拌匀，盛盘食用。

【用　法】 佐餐食。

【功　效】 清暑解热，止渴利尿。适用于皮肤潮红、有粟粒大小丘疹及丘疱疹，面红口渴，心烦者。

2. 苦参菊花止痒茶

【原　　料】苦参 15 克，野菊花 12 克，生地黄 10 克。

【制　　作】将苦参、野菊花、生地黄共研成粗末，置保温瓶中，冲入沸水，加盖焖 20 分钟。

【用　　法】代茶频频饮服，每日 1 剂。

【功　　效】清热燥湿，凉血解毒。适用于脓疱密集或脓疱点点、刺痛、瘙痒者。

 小杏叮嘱

小杏：平时还应该注意以下几点，以预防痱子。

（1）勤洗澡、保持皮肤清洁是避免宝宝长痱子的关键，洗澡后把容易长痱子的地方，如颈部、大腿根部等有褶皱的部位彻底擦干、吹干。

（2）在夏季，给宝宝买衣服时，一定要选宽松款，首选透气、吸水性好的薄棉布，并且要勤换、勤洗；注意室内通风、降温。

（3）宝宝在哭闹和刚睡着的时候特别容易出汗，可以用柔软、吸水性好的毛巾轻轻擦干。

小杏：如果经过上述调整，仍不能改善症状，建议您及时就诊。

 专家提醒

宝宝长痱子后一般外用消炎止痒制剂即可，同时服用清热解暑的中药或中药制剂。有继发感染者，应在医生的指导下使用抗生素。

第八节　尿布皮炎

　　周妈妈给宝宝洗澡时，发现宝宝的臀部特别红。仔细观察了1周，宝宝臀部皮肤还是发红，于是周妈妈抱着宝宝找到了张医生。张医生诊断为尿布皮炎，但暂时不建议使用药物或红外线治疗，推荐周妈妈去中医护理门诊咨询小杏护士。

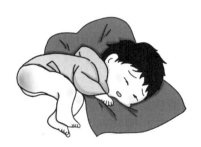

小杏答疑

　　周妈妈：张医生说宝宝是尿布皮炎，尿布皮炎到底是什么呢？

　　小杏：尿布皮炎，中医称为臀红，是发生在婴儿肛门周围及臀部等尿布遮盖部位的一种皮肤病。本病为臀部受尿液、粪便以及不洁净、潮湿的尿布刺激、摩擦后所致。轻症表现为局部皮肤血管充血，皮肤潮红。严重者会有明显的皮肤糜烂、渗出、红色丘疹、水疱或皮肤出血、破溃，甚至继发感染引起败血症。

　　周妈妈：尿布皮炎可以不用管吗？一般来说严重吗？

　　小杏：尿布皮炎的发病率为 14.1%～35%。其严重程度分为轻度、中度和重度。

　　轻度：尿布接触部位发生边缘清楚的鲜红色红斑。

　　中度：红斑上可发生丘疹、水疱，表面有少许渗液。

　　重度：可发生糜烂，如有细菌感染可产生脓疱或磨破出血。

　　如果是轻度尿布皮炎，保持皮肤干爽清洁即可；如果是中度、重度尿布皮炎，一定要及时就医。

 小杏支招

　　周妈妈：张医生没有给宝宝开具药物和红外线治疗的处方，我应该怎么给宝宝护理呢？

　　小杏：我给您介绍一些简单的中医护理方法吧。

妙招一：中药外敷法

　　【操作方法】清洁皮肤后，取黄连膏适量，均匀涂抹在黄纸正面上，然后贴敷在患儿臀部患处。每日 3 次，时间为 8：00、12：00、16：00，连用 7 日。

　　【功　　效】清热解毒。适用于皮肤红肿热痛且伴有丘疹者。

妙招二：中药外涂法

　　【操作方法】在患儿每次便后用温水将其臀部冲洗干净，然后用柔软棉布吸干水分，暴露创面，用棉签将紫草油轻轻涂擦于患部。有条件者可以配合使用 TDP 神灯，距离臀部患处 30~40 厘米照射（用手背在患儿臀部试温，以温暖而不灼手为宜），每日照射 2 次，每次 10~15 分钟。

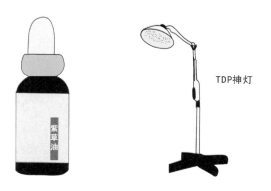

TDP神灯

紫草油

【适用人群】适用于皮肤潮红，有硬结、水疱者。

小杏食谱

周妈妈：那宝宝可以吃什么呢？

小杏：宝宝宜吃高蛋白、富含维生素和矿物质的高热量、易消化食物，不必局限于某种或某几种食物。

1. 绿豆海带粥

【原　料】绿豆30克，海带50克，红糖、糯米各适量。

【制　作】水煮绿豆、糯米成粥，调入切碎的海带末，再煮3分钟后加红糖即可服食。

【用　法】早上服用。

【功　效】清热利湿。适用于臀部皮肤发红且伴有皮疹者。

2. 薏苡仁米红豆煎

【原　料】薏苡仁30克，红豆15克，白糖适量。

【制　　作】水煮薏苡仁、红豆至豆烂，酌加白糖即可。

【用　　法】早晚分服。

【功　　效】健脾除湿。适用于臀部皮肤出现红斑、丘疹，甚至皮肤破溃或有渗出液者。

3.山楂麦芽饮

【原　　料】生山楂、炒麦芽各 10 克。

【制　　作】将生山楂洗净，同炒麦芽一起放入杯中，沸水冲泡即可。

【用　　法】代茶频频饮用。

【功　　效】健胃，消食，导滞。适用于臀部皮肤红肿、潮湿者。

 小杏叮嘱

小杏：平时还应该注意以下几点，以预防臀部皮肤发红。

（1）选用无刺激性的婴儿专用沐浴液或皂液，可选用新型敷料作为保护剂，以保护其臀部皮肤。

（2）新生儿出汗时，须及时为其擦干汗液并更换干净的棉质衣物。

（3）注意更换体位，每次大便后为其清洗臀部皮肤。

（4）应选用透气性好、柔软的纸尿裤，大小便后及时更换。

（5）提倡母乳喂养，在喂养过程中，母亲的饮食要均衡，禁食辛辣刺激性食物，情绪稳定，以改善母乳质量。

小杏：如果经过上述调整，仍不能改善症状，建议您及时就诊。

专家提醒

（1）家长须在医生指导下给宝宝使用类固醇霜剂，不可自行使用，以免产生肾上腺抑制，出现食欲缺乏、体重下降、疲劳、头痛、恶心呕吐、意识模糊、低血糖及癫痫发作等表现。

（2）尿布疹并发白色念珠菌感染后，与先前的尿布疹很难区分。因此，尿布疹经久不愈的最好及早带婴幼儿就诊，不要自行用药，避免加重感染，使病情变得复杂化。

第九节　虫咬皮炎

前几日，王先生带宝宝去山上的公园玩，公园内的蚊子非常多。回家后发现宝宝手脚上出现很多黄豆大小的淡红色丘疹。当日王先生就用乙醇给宝宝消毒了几次，涂了几次花露水，但是宝宝身上的丘疹仍然没有消退。于是王先生带着宝宝去医院找医生。

张医生诊断为虫咬皮炎，开了一些药物，并推荐王先生去中医护理门诊咨询小杏护士。

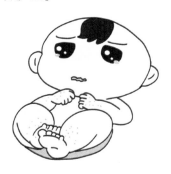

小杏答疑

王先生：什么是虫咬皮炎？有哪些表现呢？

小杏：虫咬皮炎，中医称为虫毒疹，是指被虫类叮咬，或接触其毒液或虫体的粉毛而引起的皮炎，较为常见的有蚊、蜂、蜈蚣、臭虫等。虫咬皮炎的发病率为12%~30%。由于昆虫种类的不同和机体反应性的差异，患儿被叮咬处可出现不同的皮肤反应。一般为红色水肿性丘疹，皮损中央常可见刺吮点，局部小水疱，黄豆大小，散在分布或数个成群，好发于暴露部位和腰周，患儿有虫咬史或找到害虫。本病多见于蚊虫滋生的夏秋季节，应当引起重视。

王先生：我们家宝宝为什么得了虫咬皮炎呢？

小杏：有可能是蚊子的原因。蚊虫既可直接叮咬皮肤引起虫咬皮炎，也可以通过宝宝粪便、唾液等引起皮肤炎症。

 小杏支招

王先生：中医有什么方法能治疗虫咬皮炎呢？请你给我指导一下吧。

小杏：好的，我给您介绍一些自己在家可以操作的、简单的中医护理方法。

妙招一：中药外涂法

【操作方法】取如意金黄散适量，用米醋调为稀糊状，外敷于患处，用敷料包扎，胶布固定，每日1次，连用3~5日。

【功　　效】清热解毒，消肿止痛。适用于患处皮肤有红色或深红色大片丘疹、疼痛者。

妙招二：中药外洗法

【操作方法】取艾叶、食盐煎汤洗浴，每日 1 次。

【功　　效】祛风止痒。适用于患处有淡红色丘疹、瘙痒者。

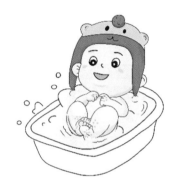

王先生：那宝宝在饮食方面需要注意什么吗？

小杏：忌食辛辣、刺激性食物，并注意荤素搭配、营养均衡。我来给您介绍几个药食同源的食疗方。

1. 四色粥

【原　　料】干丝瓜络 20 克，赤小豆 40 克，薏苡仁 30 克，黑豆 50 克，粳米 100 克。

【制　　作】将以上原料熬粥服用。

【用　　法】空腹食用，每日 1 次，连用 1~2 周。

【功　　效】凉血，清热，疏风。适用于患处有大片皮疹、红肿，发热，胸闷，头痛者。

2. 冬瓜芥菜汤

【原　　料】冬瓜 200 克，芥菜 30 克，白菜根 30 克，香菜 10 克，红糖适量。

【制　　作】将冬瓜、芥菜、白菜根、香菜水煎，熟时加适量红糖调匀，饮汤服用。

【用　　法】饭前服用。

【功　　效】祛风止痒。适用于患处有丘疹、瘙痒者。

3. 荸荠薄荷饮

【原　　料】荸荠 200 克，鲜薄荷叶 15 克，白糖 10 克。

【制　　作】将荸荠洗净、去皮、切碎、搅汁，在鲜薄荷叶中加入白糖，捣烂后放入荸荠汁中，加入温水即可饮汤服用。

【用　　法】代茶频频饮用。

【功　　效】凉血，祛风，止痒。适用于患处有丘疹，局部皮肤肿胀、疼痛者。

 小杏叮嘱

小杏：平时还应该注意以下几点，以预防虫咬皮炎。

(1) 少带孩子去花草茂盛的地方玩耍，不在草丛中坐卧休息。

(2) 使用蚊帐，床上不用草编织品，不养宠物。

(3) 被褥、床板经常置于太阳下晾晒，凉席须每日清洁处理。

(4) 有虫叮咬时不要拍打，应将其掸落。

(5) 及时给孩子剪指甲，以免其抓破伤口而引起感染；给宝宝勤洗澡、勤换衣服。

小杏：如果经过上述调整，仍不能改善症状，建议您及时就诊。

 专家提醒

(1) 高敏人群应随身携带急救药盒，其内包括肾上腺素、注射器以及抗组胺药物等。

(2) 各种虫咬皮炎症状轻微者，可局部外用糖皮质激素霜，内服抗组胺药物；皮损泛发、过敏反应重者，可在医生指导下短期口服糖皮质激素（如泼尼松）。

第十节　夜间哭闹

　　豆豆，男，3 个月，因"夜间哭闹不止半月余"前来就诊。其异常烦躁，哭声洪亮，面红，身热，肛门排气次数较平时多。医生追问家属平素喂养情况，家属诉母乳喂养，妈妈饮食不节制，喂奶后，豆豆就会出现哭闹，夜间尤为明显。家属心存焦虑，故前来就诊。医生被诊断为夜间哭闹。

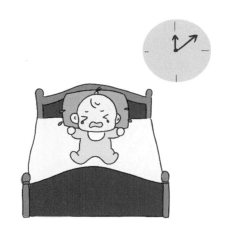

 小杏答疑

　　张妈妈：小杏，宝宝夜间哭闹需要吃药吗？

　　小杏：夜间哭闹指宝宝在白天能安静入睡，入夜则啼哭不安，时哭时止，哭后入睡；或每晚定时啼哭，甚至通宵达旦，中医称为小儿夜啼，多见于 6 个月以内的婴儿。哭闹是一种正常的生理活动，也是一种表达要求或展示痛苦的方式。您家宝宝晚上虽反复哭闹，但没有发热、口疮、腹痛等表现，所以不用吃药。

张妈妈：我如何判断宝宝是什么原因哭闹呢？

小杏：宝宝若因饥饿、害怕、皮肤清洁不够等引起的晚间哭闹，通过相应措施即可改善婴幼儿睡眠，不属于病态，故不用太担心。

张妈妈：宝宝一哭我就看看是否需要更换尿片，若出现"红屁股"（臀红），我会及时进行处理并保持皮肤清洁干燥，抹药待干后穿好尿片。

小杏：是的呢。

张妈妈：我怎样判断宝宝的衣服厚度是否合适？

小杏：宝宝入睡温度一般控制在22℃左右。若睡觉时鼻子出汗、睡不安稳时就提示我们给宝宝房间环境降温。但是宝宝的棕色脂肪少，产热少，加上宝宝体温调节中枢未发育完善，因此要观察宝宝的体温状况，做好保暖。宝宝不适宜用羽绒制品，避免使用热水袋。

小杏：我给您介绍几个在家也能做的中医护理操作吧！

 小杏支招

妙招一：艾灸疗法

【操作方法】点燃艾条后在神阙、百会、中冲等穴位进行艾灸。每个穴位灸5~10分钟，每日1次，连续7日，不触及皮肤，温灸至皮肤潮红。

【适用人群】适用于脾寒气滞型夜间哭闹者，患儿表现为脘腹冷痛、不思饮食、大便稀薄。

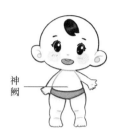

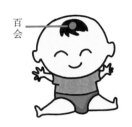

神阙

百会

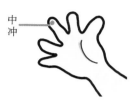

中冲

妙招二：按摩疗法

【操作方法】家长用手掌或四指按揉小儿拇指螺纹面并旋推 10~30 次；或在小儿腹部按顺时针和逆时针的方向分别按摩 3 分钟；或按揉足三里穴 10~30 次。

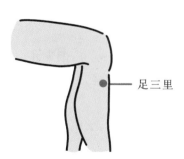

足三里

【适用人群】适用于脾寒气滞型夜间哭闹者。

妙招三：贴敷疗法

【操作方法】取牵牛子(研末)9 粒，蝉蜕(研末)6 克，黄连、栀子各 6 克。将后两味药加水煎成浓的药液，调入前两味中药末成糊状，临睡前敷于肚脐上，用胶布固定，每日 1 次，连用 3 日。

【适用人群】适用于体内积热所致的小儿夜间哭闹者。

妙招四：药浴疗法

【操作方法】

方法一：将桑叶 30 克、杭菊花 40 克放入锅中，加水适量，煎煮 20 分钟，去渣取药液，浸泡双脚 20 分钟，每日 1 次，10 日为 1 个疗程。适用于体内积热所致的小儿夜间哭闹者。

方法二：将白胡椒 15 克、焦山楂 30 克、炒麦芽 30 克加入锅中，加水适量，煎煮 20 分钟，去渣取药液，浸泡双脚 20 分钟，每日 1 次，10 日为 1 个疗程。适用于食滞脾胃所致的小儿夜间哭闹者。

 小杏食谱

1. 赤小豆甜饮

【原　　料】赤小豆 50 克，白糖少许。

【制　　作】赤小豆加水煮烂后酌加白糖调味。

【用　　法】食豆饮汤。

【功　　效】健脾益胃。适用于夜卧不宁、多梦易惊、口渴多饮等患儿。

2. 粟米粥

【原　　料】粟米 30 克。

【制　　作】粟米加水煎煮成粥。

【用　　法】粥熟即可服用。

【功　　效】健补脾胃，养心安神。适用于食滞脾胃所致的小儿夜间哭闹者。

小杏叮嘱

小杏：照顾小儿时应注意以下几点。

（1）保证小儿睡眠环境适宜。

（2）帮助小儿养成良好的睡眠习惯。

（3）哭闹不止时，寻找原因，如饥饿、闷热、寒冷、虫咬等，及时解决。

 专家提醒

（1）小儿夜间哭闹是非常常见的现象。生理性夜间哭闹常提示小儿在表达生理需求；病理性夜间哭闹为不明原因的啼哭，主要分为脾寒气滞、心经积热、惊恐伤神三大类（发热、腹痛或口疮等疾病引起的夜间哭闹不在讨论范围之内），病证有虚有实，多以实证为主。

（2）脾寒气滞型夜间哭闹主要用宝宝乐治疗；心经积热型夜间哭闹主要用保赤丹治疗；惊恐伤神型夜间哭闹主要用琥珀抱龙丸治疗。

第四章

常见疾病护理

第一节　小儿生长发育迟缓

　　乐乐已经 1 岁半了，却还是不会说话，只会咿咿呀呀，路也走不稳，瘦瘦小小的乐乐比同龄孩子矮一大截。爸爸刘先生带乐乐看医生后，乐乐被诊断为小儿生长发育迟缓。刘先生对诊断有很多疑问，于是请教小杏护士。

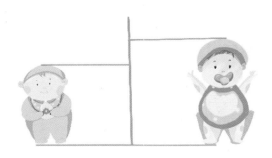

小杏答疑

刘先生：乐乐现在还不会正常走路和说话，个子不高，医生说是小儿生长发育迟缓，这到底是什么病呀？

小杏：小儿生长发育迟缓一般属于中医学的五迟五软症。五迟是指立迟、行迟、语迟、发迟、齿迟，五软是指头项软、口软、手软、足软、肌肉软。五迟以发育迟缓为特征，五软以痿软无力为主症，两者既可单独出现，也常共同出现，均属于小儿生长发育障碍病症。小儿生长发育迟缓是指生长发育出现速度减慢或停止的现象，表现为体格、运动、语言、智力和心理等方面不同程度的发育落后。其发病率为 $6\% \sim 8\%$。西医学上的脑发育不全、智力低下、脑性瘫痪、佝偻病等，均可出现生长发育迟缓的表现。

刘先生：引起发育迟缓的原因就是营养不良吗？

小杏：这个认知是片面的。生长发育迟缓的原因有很多，包括遗传、孕母状况、产时损伤、后天营养和疾病等因素。例如，怀孕时孕母的营养、情绪、用药等都对宝宝的生长发育有很大的影响。甲状腺素及垂体分泌的生长激素均对孩子正常的生长发育起着重要的作用，内分泌异常也会导致生长发育异常。

刘先生：这个病可以痊愈吗？乐乐的生长发育还能赶上其他孩子吗？

小杏：发育迟缓的预后因病因不同而存在差异。对于营养不良所导致的生长发育迟缓，做好发育筛查的同时积极改善营养即可，预后良好。如果是某些疾病引起的发育迟缓，则预后较差。临床上医生会积极采取措施治疗疾病，改善病情。

小杏支招

妙招一：穴位按摩

【操作方法】

（1）开天门：天门穴位于儿童两眉中点处。家长可以将两拇指置于儿童两眉头之间，快速、交替地直推到前发际线。

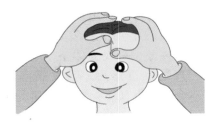

（2）补肾精：家长用拇指从小儿拇指指尖顺时针旋推至指根处进行补肾。适用于面色萎黄或苍白、牙齿萌出迟缓、遗尿的患儿。

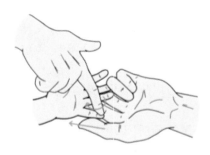

（3）按揉肾俞穴：肾俞穴位于第2腰椎棘突下，旁开1.5寸处，按揉肾俞穴能起到补肾、健脑的作用。适用于智力低下、言语发育迟缓的患儿。

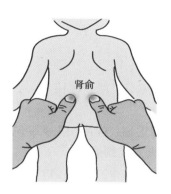

肾俞

妙招二：艾灸疗法

【操作方法】 2 岁以内的孩子，每个穴位温和灸 5 分钟左右，温度以温热为宜；3～5 岁的孩子，每个穴位灸 5～10 分钟。随着孩子年龄的增长，每个穴位的艾灸时间可以适当延长。

【取　穴】 基础施灸穴位：身柱、中脘、足三里穴。

（1）肝肾亏损型，伴有面色发白，目无神采，智力迟钝，筋骨痿弱，站立、行走或牙齿发育迟缓、囟门难以闭合的患儿，可以增加肾俞、肝俞、涌泉穴。

（2）心气不足型，伴有面色发白，智力不健，神情呆钝，语言发育迟缓，或言语不清晰的患儿，可以增加内关、膻中、心俞穴。

（3）气血虚弱型，伴有肌肤苍白，精神不振，疲倦乏力，头发稀疏、萎黄的患儿，可以增加气海、血海、三阴交穴。

【注意事项】 注意控制温度，施灸时将手指置于孩子身上感受热度，随时改变艾条与穴位的距离，温度以温热为宜。

小杏食谱

1.黄芪党参粥

【原　　料】党参 15 克，黄芪 15 克，山药 30 克，粳米 60 克。

【制　　作】将党参、黄芪(用纱布包好)、粳米、山药洗净，加清水适量，文火煮成粥即可。

【功　　效】益气补虚，健脾和胃。适用于食欲不佳、不思饮食、气虚的患儿。

2.党参茯苓粥

【原　　料】党参 15 克，茯苓 20 克，粳米 100 克，姜 4 克。

【制　　作】①将党参、姜洗净，切成薄片；把茯苓捣碎，浸泡半小时。②将党参、姜、茯苓放入砂锅中，加入水，共煮 30 分钟，取药液，将药液与粳米同煮成粥。

【用　　法】每日 1 次。

【功　　效】补气养胃。

 小杏叮嘱

(1)孩子应养成良好的饮食习惯，不挑食、偏食。

(2)家长多与孩子对话进行语言训练，鼓励孩子尽可能用语言来表达自己的需求。

(3)家长应多带孩子接触大自然和社会，丰富生活，开阔眼界，从而促进其动作和语言发育。

(4)当孩子出现生长发育迟缓时，家长一定要引起高度重视，越早干预效果越好。

专家提醒

　　家长应注意患儿的心理变化，部分患儿在意识到自己的生长发育迟缓后，会出现害怕、多虑、自卑、抑郁甚至社交恐惧等负面情绪，从而不愿意与外界接触，进一步加重病情。家长应尽可能提高患儿的生活品质，树立战胜疾病的信心，给予患儿归属感及安全感，消除患儿的自卑心理。

第二节　小儿脑性瘫痪

　　龙龙已经 1 岁半了，平时很安静，常流口水，爬、翻身、站立等运动方面比同龄孩子要落后一些，并且表现得不一样。爸爸白先生带龙龙看医生后，龙龙被诊断为小儿脑性瘫痪。白先生认为孩子只是比别的孩子发育慢一点，怎么会是异常情况呢？他对诊断有很多疑问，于是请教小杏护士。

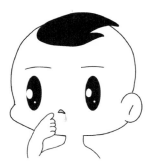

小儿脑性瘫痪

小杏答疑

白先生：乐乐在运动方面发育不太好，常流口水，医生说是小儿脑性瘫痪，这到底是什么病呀？

小杏：小儿脑性瘫痪在中医学里属于"胎弱""五迟""五软"等，是婴儿在出生前到出生后一个月内脑发育早期，多种原因造成的非进行性脑损伤综合征。其主要表现为运动功能障碍，如运动发育落后、自主运动少等。本病发病率为 1.2‰~2.5‰。

白先生：引起小儿脑性瘫痪的原因是不是营养不良？

小杏：不是的，这个认知是片面的。小儿脑性瘫痪的原因有很多，包括遗传、孕母状况、产时损伤、先天性感染等因素。例如，急产、早产、分娩时间过长等都对宝宝的脑部功能有很大的影响。

白先生：这个病可以痊愈吗？乐乐还能和正常孩子一样生活吗？

小杏：小儿脑性瘫痪是脑损伤的后遗症，目前主要通过康复、药物和手术方法进行治疗，但已经受到损伤的脑组织不可能通过治疗和康复而完全恢复。值得一提的是，通过长期的、积极的康复训练后，患儿各种功能障碍可以得到很大程度的改善，因此坚持不懈地进行康复训练非常重要。

 小杏支招

妙招一：穴位按摩

【操作方法】见第四章第一节"小儿生长发育迟缓"。

妙招二：捏脊疗法

【操作方法】家长以患儿背部督脉、膀胱经第 1、2 侧线及

72

华佗夹脊穴为中心，在背部采用推脊法、点脊法、扣脊法、拍脊法、收脊法等手法顺次施术，由龟尾穴沿脊柱至大椎穴。该法具有刺激经络腧穴，激发经气，调节机体脏腑功能的作用。

妙招三：康复手法

【操作方法】

（1）痉挛为主者，以推、按、揉、捏、拿等放松性手法为主，配合关节摇法、拔伸法、扳法等强刺激性手法。

（2）肌张力低下为主者，以点、按、搽等刺激性手法为主，配合推、捏、擦、搓法等。

（3）异常部位肌肉按摩：可以采用揉、按、搽等手法。对肌张力高的部分，用柔缓手法，可缓解痉挛，降低肌张力；对肌张力低下部位，用着重手法，可提高肌张力。

（4）伴语迟、语言謇涩者，推拿点揉通里、哑门、廉泉穴及语言区；伴流涎者，点揉地仓、颊车穴；伴体弱、厌食、营养不良者，加补脾、补肺经，揉肾顶、揉板门、推四横纹、捏脊、揉脐、摩腹、揉足三里穴；伴癫痫者，加清肝经、运太阳，以及揉风池、百会、丰隆穴。

（5）治疗原则：滋养肝肾、补气益血、健脑开窍、疏通经络、缓解痉挛。

妙招四：艾灸疗法

【操作方法】 2岁以内的孩子，每个穴位温和灸5分钟左右，温度以温热为宜；3~5岁的孩子，每个穴位艾灸5~10分钟。随着孩子年龄的增长，每个穴位的艾灸时间可以适当延长。

【取　　穴】 基础施灸穴位：身柱、中脘、足三里穴。

（1）肝肾亏损型：症状为筋骨发育迟缓，坐、立、行走、牙齿的发育都迟于同龄孩子，颈项痿软，天柱骨倒，方头，目呆，易惊，夜卧不安，舌淡，苔薄，脉细软，指纹淡的患儿，可以增加肾俞、肝俞、涌泉穴。

（2）气血虚弱型：症状为语言迟钝，智力低下，四肢痿软，口角流涎，咀嚼吸吮无力，头发生长迟缓，肌肉松弛，纳食欠佳，大便失调，舌淡胖，苔少，脉细缓，指纹淡的患儿，可以增加气海、血海、三阴交穴。

（3）痰瘀阻滞型：症状为智力低下，反应迟钝、意识不清，口软流涎，喉间痰鸣，或关节强硬，肌肉软，或有惊厥发作，舌胖有瘀点、瘀斑，苔腻，脉沉涩或滑，指纹暗滞的患儿，可以增加内关、膻中、心俞穴。

【注意事项】

（1）为防止施灸过程中孩吵闹烫伤皮肤，可等孩子睡着后再施灸。

（2）注意控制温度，施灸时将手指置于孩子身上感受热度，随时改变艾条与穴位的距离，温度以温热为宜。

 小杏食谱

1. 薏苡仁粥

【原　　料】薏苡仁 30 克，粳米 60 克，冰糖适量。

【制　　作】将薏苡仁浸泡 3 小时，粳米浸泡半小时；在锅中加入约 1500 毫升的冷水，将薏苡仁、粳米依次放入，先用旺火煮沸，然后转小火熬煮 45 分钟；待米粒烂熟时，加入冰糖拌匀，再稍煮片刻。

【功　　效】健脾利水，利湿除痹。适用于痰瘀阻滞型患儿，表现为喉间痰鸣、易流口水或发生惊厥。

2.枸杞山药炖鹌鹑

【原　料】山药 15 克，枸杞子 9 克，桂圆肉 6 克，鹌鹑 1 只。

【制　作】将鹌鹑去毛、内脏洗净，沸水氽烫，置于炖锅内，加入山药、枸杞子、桂圆肉及适量汤水，隔火炖熟。

【用　法】调味后饮汤吃肉佐膳。

【功　效】健脾补肾，益气生血。适用于肝肾亏损型患儿，主要表现为筋骨发育迟缓、行走无力。

 小杏叮嘱

（1）孩子应养成良好的饮食习惯，不挑食、偏食，不宜滥食温补之品。

（2）家长应多表扬、鼓励患儿发声，帮助患儿树立说话的信心。当患儿发声时要立即回应，多启发其表达想说的话，千万不要批评和指责患儿。

（3）家长应带患儿接触大自然和社会，丰富生活，开阔眼界，从而促进其动作和语言发育。同时，不过分保护患儿，亦不与其他孩子作比较，多鼓励患儿参加游戏和活动。

（4）脑性瘫痪患儿的康复是一个长期的过程，仅靠治疗师每日 1~2 小时的训练不可能解决所有的问题，为保证患儿得到切实有效的治疗，必须让家长学会并参与部分常用的康复方法，做到康复、教育与游戏玩耍相结合。

 专家提醒

脑性瘫痪应早发现，早治疗，越早干预效果越好。早干预不仅能促进神经系统的正常发育，改善异常姿势和运动，抑制异常反射，还可防止肌腱挛缩和骨关节畸形等继发症，减轻致残率。

第三节　遗尿

　　宝宝今年3岁，妈妈小林发现宝宝最近夜里总尿床。小林想了很多办法，如睡前不饮水、半夜定点叫醒孩子，但效果都不佳。小林认为孩子还小，尿床很正常。过了一段时间，宝宝仍然每日尿床，小林意识到孩子尿床可能没那么简单，又担心尿床对宝宝的心理会产生影响，于是带着宝宝来到儿童中医保健门诊咨询专业护士小杏。

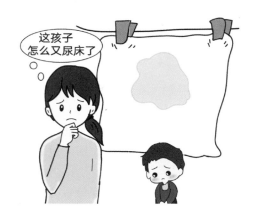

 小杏答疑

　　小林：宝宝每日都尿床，这是患病了吗？

　　小杏：尿床，中医称为遗尿，一般认为，3岁以内的孩子由于不能控制小便或学龄期儿童白天游玩过度，睡前饮水过多而偶发的遗尿不属于病态。若 5 岁或 5 岁以上的孩子经常发生入睡后无意识地排尿，每周超过 2 次且持续半年以上，清醒状态不出现，则考虑有疾病影响。

小林：遗尿常见的病因是什么？

小杏：常见的病因包括遗传因素、睡眠过深、发育不完善、精神因素。

（1）遗传因素：若父母幼年有遗尿史，那么其孩子发生遗尿的概率就比较大。

（2）睡眠过深：孩子常常在白天活动量大，夜间睡眠过深，不容易被喊醒。

（3）发育不完善：小儿膀胱功能和神经系统发育不完善。

（4）精神因素：如突然受惊、更换环境。

您的宝宝还小，考虑是正常现象。

小林：遗尿会影响孩子的生长发育吗？

小杏：一般不会。但是长期遗尿可能会对孩子的心理造成不同程度的影响，损伤孩子自尊心。而且，经常遗尿导致会阴部和臀部皮肤长时间浸在尿液中，可能使小儿会阴部和臀部出现皮疹。所以父母一定不要因为遗尿责骂孩子，要给予孩子足够的尊重。夜间发现孩子遗尿时，家长要立即帮助孩子清洗皮肤。

 小杏支招

妙招一：心理辅助治疗

【操作方法】对孩子采取鼓励机制，培养其自信心，当孩子没有尿床时，予以夸奖。遗尿的儿童常会出现羞涩、自卑、焦虑心理，家属应循序渐进地开导患儿，消除其不良情绪。

妙招二：捏脊疗法

【操作方法】 两手沿着小儿脊柱两旁，由下而上连续地挟提肌肤，边提捏边向前推进，由尾骶部捏到枕项部，重复3~5次。可配合按摩百会、丹田、肾俞穴，擦腰骶部以健脾养肺。

【适用人群】 适用于食欲不振、气短乏力的患儿。

妙招三：艾灸疗法

【操作方法】 每日睡前用艾条灸关元、气海穴，以皮肤稍红为度，每次约15分钟。

【适用人群】 适用于怕冷、尿清长的患儿。

妙招四：敷脐疗法

【操作方法】 取五倍子、何首乌各3克，研末，用醋调和，敷于脐部，用纱布覆盖，每晚1次，连用3~5次。

【适用人群】 适用于头发萎黄稀疏、长牙迟缓、遗尿的患儿。

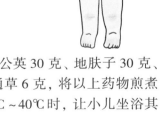

敷于脐部
（神阙）

妙招五：坐浴法

【操作方法】 取金银花30克、蒲公英30克、地肤子30克、艾叶30克、赤芍15克、生姜15克、通草6克，将以上药物煎煮3~4次后把药液混合，待温度降至38℃~40℃时，让小儿坐浴其中，每次30分钟，每日1~2次。

【适用人群】 适用于尿黄赤、淋漓不尽、尿痛的患儿。

【注意事项】 药液不可重复使用；局部皮肤有伤口或对药液本身过敏者禁用。

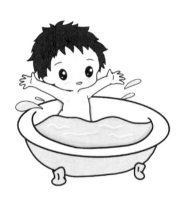

 小杏食谱

1.菟丝子散

【原 料】 煅牡蛎20克，肉苁蓉10克，桑螵蛸10克，菟丝子10克，巴戟天10克，山茱萸10克，益智仁10克，熟附子6克，五味子6克。

【制 作】 将上述原料捣成细散。

【用 法】 食前以粥饮调服。

【功 效】 温补肾阳，固摄膀胱。适用于肾气不足、发育迟缓的患儿。

2.莲子山药红枣粥

【原 料】 莲子、山药各10克，红枣5枚，糯米30克。

【制 作】 将以上原料与糯米同煮至粥熟。

【用　　法】日常进餐时食用。

【功　　效】健脾益气。适用于易感冒、出汗的患儿。

3.芦根竹叶茶

【原　　料】芦根、竹叶各3克。

【制　　作】将芦根、竹叶放入水中，煎煮10分钟。

【用　　法】日常代茶饮。

【功　　效】生津止渴，去除烦躁。适用于小便量少、色黄，性情急躁的患儿。

 小杏叮嘱

小杏：平时家长还应该注意以下几点。

(1)孩子出现尿床时，家长不要大声呵斥、谩骂、当众羞辱孩子。

(2)夜间发现孩子尿床时，家长应及时更换浸湿的衣裤、被褥等。

(3)家长应教导孩子在白天不可过度玩耍，要劳逸结合，同时指导孩子睡觉时保持侧卧位。

(4)家长应帮助孩子养成白天定时排尿和睡前排尿的习惯，避免在睡前饮用过多的水或食用过咸、含水量较多的食物。

 专家提醒

如果孩子3岁后还尿床，应及时咨询泌尿科专家，在专家的帮助下进行规范化的治疗。

如果经过上述调整，仍不能改善症状，建议您及时就诊。

第四节 急性上呼吸道感染

一天上午，妈妈带着活泼好动的小花去逛超市。到下午时，妈妈发现小花脸颊稍红，她摸了摸小花的额头，感觉有点烫，给小花测量了体温，耳温为 38.6℃，妈妈很着急，立刻带着小花找到了李医生。

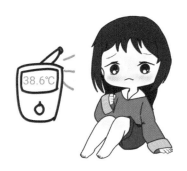

李医生安抚小花妈妈，告诉她小花只是感冒，并给小花开了一些感冒药。

 小杏答疑

小花妈妈：李医生说小花是感冒，感冒主要有哪些症状？

小杏：急性上呼吸道感染俗称"感冒"，是各种病原体引起的上呼吸道急性炎症。一般于受凉后 1~3 日出现症状，起病较急。局部症状表现为鼻塞、流涕、打喷嚏、干咳、咽部不适、咽痛等，全身症状表现为发热、头痛、食欲不振、惊厥等。婴幼儿可骤然起病，多有高热、纳差、咳嗽，伴有呕吐、腹泻、烦躁不安，甚至高热惊厥。

小花妈妈：我经常带小花出去逛商场，她这次感冒是逛商场时受寒引起的吗？

小杏：急性上呼吸道感染一年四季均可发生，冬春季节及气候骤变时多见。换季时，气温变化比较快，平日缺乏耐寒锻炼的宝宝易受感染。急性上呼吸道感染主要经空气飞沫传播，若患儿经常去人流量大的地方，是很容易发生交叉感染的。

 小杏支招

小花妈妈：中医有什么方法能治疗小儿感冒吗？请你给我指导一下吧。

小杏：有一些简单的中医护理是可以在家里自己操作的，我给您介绍几个治疗感冒的妙招吧。

妙招一：中药熏洗

【操作方法】高热时，用苏叶 10 克、桂枝 20 克、羌活 10 克、柴胡 10 克、荆芥 10 克、细辛 6 克煎水泡脚或者洗浴，同时按摩涌泉、大椎等穴位，有退热之效。

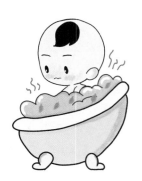

【适用人群】适用于面赤、汗少、发热重的患儿。

【穴位定位】

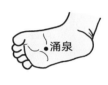

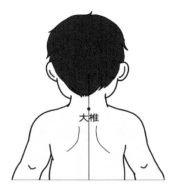

妙招二：穴位贴敷

【操作方法】

（1）腹泻者敷神阙穴：将丁香和吴茱萸研磨成粉，加米醋和水混合，用纱布包裹，敷于神阙穴。适用于感冒伴腹泻的患儿。

（2）咳嗽者敷肺俞穴：将大黄和芒硝研磨成粉，捣碎大蒜，加水混合，用纱布包裹，敷于肺俞穴。适用于感冒伴咳嗽的患儿。

【穴位定位】

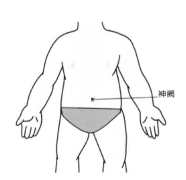

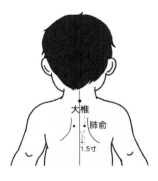

妙招三：中药茶饮

【操作方法】

（1）取苏叶 5 克、生姜 5 克、红糖 10 克。将苏叶洗净，加入生姜，用沸水浸泡，加红糖后代水饮。适用于恶寒重、发热轻的患儿。

（2）取薄荷 3 克、桑叶 5 克、菊花 5 克、冰糖 15 克。将薄荷、桑叶、菊花洗净，用沸水浸泡或旺火急煎，加入冰糖，代水饮。适用于恶寒轻、发热重，咽喉肿胀疼痛的患儿。

 小杏食谱

1. 生姜粳米粥

【原　　料】鲜生姜 25 克，粳米 100 克，红糖适量。

【制　　作】将鲜生姜切成末，备用；粳米淘洗干净，加水适量，旺火煮沸后加入姜末，再改用小火煮至粥成，加红糖调味后食用。

【用　　法】温服。

【功　　效】祛风散寒。适用于风寒感冒的患儿。

2. 葱醋大米粥

【原　　料】连根葱白 15~20 根，大米 30~50 克，米醋 5~10 毫升。

【制　　作】将连根葱白洗净、切段，大米用水淘净后放入锅中，加水煮沸，加入葱段，熟后加入米醋搅拌，即可食用。

【用　　法】分顿温服。

【功　　效】发汗解表。适用于风寒感冒的患儿。

小杏叮嘱

小杏：平时还应该注意以下几点，以避免小花出现上呼吸道感染。

（1）劳逸结合，饮食营养合理，注意手、口腔卫生。

（2）在日常生活中，宝宝应多晒太阳，避免与感冒患儿接触，多饮水，多食用新鲜的蔬菜、水果，增加户外锻炼，保持愉悦的心情。

（3）规律作息，卧室里尽量营造舒适的睡眠环境，温湿度适宜。

（4）在流感流行季节，常开窗通风，保持空气流通，出门戴好口罩，尽量少去人群密集的公共场所。

小杏：如果经过上述调整，仍不能改善症状，建议您及时就诊。

 专家提醒

（1）90%以上的急性上呼吸道感染患儿为病毒感染所致，病毒性上呼吸道感染为自限性疾病，无须特殊治疗。

（2）婴幼儿时期由于呼吸系统缺乏分泌型 IgA，免疫力差，故易患上呼吸道感染。在日常生活中，家长应注意避免小儿接触感冒人群。

第五节　急性扁桃体炎

周末，3 岁的小美和妈妈去游乐场开心地玩了一整天，疲惫不堪的妈妈带着小美在炸鸡店吃了晚饭，回家就呼呼大睡了。

"咳咳……"第2日放学回来的小美咳嗽了两三声，到了吃晚饭的时间，妈妈做了小美最爱吃的鸡腿，可小美却说喉咙痛，不想吃饭。晚上妈妈抱着小美早早睡觉了，夜里妈妈给小美掖被子时发现小美的额头有点热，"嘀……"耳温枪显示37.8℃。于是，清晨小美妈妈就带着小美找到了李医生，李医生诊断为急性扁桃体炎，但建议暂时不用吃抗生素，推荐她去中医护理门诊咨询小杏护士。

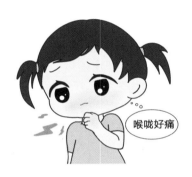

喉咙好痛

小杏答疑

小美妈妈：李医生说小美扁桃体发炎了，什么是急性扁桃体炎？

小杏：急性扁桃体炎，中医称为乳蛾，是一种常见的小儿呼吸道疾病，主要是腭扁桃体的急性非特异性炎症，以咽痛为主要症状，常常伴有畏寒、发热、头痛等症状，少数患儿可伴有食欲不振、便秘、消化不良；如果单纯性急性扁桃体炎没有及时得到控制，扁桃体因细菌感染而发生化脓性改变，就会发展为化脓性扁桃体炎。

小美妈妈：医生说小美的扁桃体暂时只有红肿，在扁桃体上没有看到脓点。在幼儿园的家长群里也经常看见别的孩子因为扁桃体发炎而请假的信息。

小杏：由于小儿脏腑娇嫩，行气未充，身体的免疫力比较低，因此很容易诱发扁桃体炎。此外，扁桃体是呼吸道的重要通道，细菌与病毒最先侵入的部位就是扁桃体。

小美妈妈：我应该如何调理一下小美的身体呢？她最近2日吃不下饭，还经常说喉咙痛。

小杏：对于急性扁桃体炎患儿，除多饮水、多休息外，食疗也是一种比较好的选择。

 小杏支招

妙招一：中药茶饮

【操作方法】

（1）取橄榄12个、明矾1.5克。先将橄榄洗净，用刀将每个橄榄划4~5条纵纹，再将明矾研末，放入纵纹内，每日吃2个，细嚼慢咽，有痰吐痰，无痰将汁咽下，并吐出橄榄渣以免影响消化功能。适用于咽喉肿胀疼痛的急性扁桃体炎患儿。

（2）取木蝴蝶3克、冰糖适量。将木蝴蝶捏碎，同冰糖放入碗内，以沸水冲泡，浸润10分钟，代茶饮。适用于肺热咳嗽、喉痹、音哑的急性扁桃体炎患儿。

妙招二：中药敷贴

【操作方法】

（1）取冰硼散1支、青黛2克、蝎子1克、仙人掌1片（去皮刺）。将上述原料捣成泥，用胶贴贴敷于下颌角（扁桃体体表对应处皮肤）。睡前敷，晨起取下。

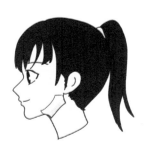

(2)取冰片 5 克、全蝎 10 克、菜油适量。将冰片、全蝎研成粉末，拌菜油，做成药饼，用胶贴贴敷于下颌角，每 24 小时更换 1 次。

 小杏食谱

1. 蒲公英金银花粳米粥

【原　　料】蒲公英 40～60 克，金银花 15～30 克，粳米50～100 克。

【制　　作】先煎蒲公英、金银花，去渣取药液，再加入淘净的粳米，煮粥。

【用　　法】每日 2 次，温热服食。

【功　　效】清热解毒，利咽消肿。适用于咽喉肿胀疼痛的患儿。

【注意事项】虚寒泄泻者忌用。

2. 蒲公英萝卜橄榄大米粥

【原　　料】橄榄 5 个，萝卜 100 克，蒲公英 30 克，大米50 克。

【制　　作】将橄榄、萝卜、蒲公英一同捣碎，装入纱布袋，加水适量，大火煮 20 分钟后捞去纱布袋，放入大米，加温水适量，共煮成稀粥。

【用　　法】温热服食。

【功　　效】清热，解毒，消肿。适用于咽喉肿胀疼痛的患儿。

 小杏叮嘱

小杏：平时还应该注意以下几点，以预防急性扁桃体炎。

（1）多吃富含维生素的蔬菜、水果。

（2）坚持锻炼身体，提高机体抵抗疾病的能力，避免感冒受凉。

（3）注意口腔卫生，养成良好的生活习惯。早晚刷牙、饭后用清水漱口，避免食物残渣停留在口腔中。

（4）在流感流行季节，多开窗通风，保持空气流通，出门须戴口罩，尽量少去人群密集的公共场所。

小杏：如果经过上述调整，仍不能改善症状，建议您及时就诊。

第六节　急性支气管炎

早上小楠咳嗽了几声，妈妈没有在意。到了晚上妈妈看见小楠开始流清鼻涕，咳嗽，还出现了发热，妈妈赶紧给小楠喂了退热药。大约半小时后，体温正常了，但是咳嗽却越来越厉害了，小楠的脸憋得通红。妈妈贴近小楠的喉咙一听，有"嘶嘶"的声响，于是妈妈赶紧用手握成空心杯状，给小楠轻轻地拍背。就这样观察了1日，好像有好转的迹象。

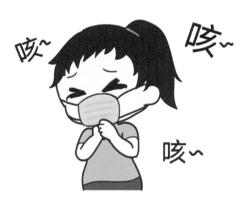

到了第2日，小楠又咳嗽不止，于是小楠妈妈带着小楠找到了李医生，李医生诊断为急性支气管炎，给小楠开了3副中药回家自服，并告诉小楠妈妈回家后要特别注意对小楠进行护理，推荐她去中医护理门诊咨询小杏护士。

 小杏答疑

小楠妈妈：李医生说小楠是急性支气管炎，什么是急性支气管炎？

小杏：急性支气管炎是病毒或细菌等病原体感染所致的支气管黏膜炎症。急性支气管炎小儿常常有不同程度的发热、咳嗽、食欲减退、呕吐、腹泻等，较小的儿童还可能有喘憋、喘息等毛细支气管炎表现。

小楠妈妈：急性支气管炎是什么原因引起的呢？

小杏：急性支气管炎常发生于冬春季节，属常见病，多发病，以小儿和老年人多见。大多数患儿的急性支气管炎是上呼吸道病毒感染引起的，以受凉为主要原因。

 小杏支招

小楠妈妈：李医生没让小楠住院，只给小楠开了口服药，说小楠需要在家好好护理，让我来中医护理门诊咨询。请你告诉我一些居家照顾的方法吧。

小杏：好的。小儿病情易反复，精心的护理能促进小儿呼吸道疾病的康复。

妙招一：穴位按摩

【操作方法】

（1）用中指指端按揉位于小儿胸骨上窝正中凹陷处的穴位（天突穴）10~15次。

（2）用中指揉小儿两乳头中间的穴位（膻中穴）50~100次。

（3）用两手拇指从膻中穴向左右两侧分推至乳头50~100次。

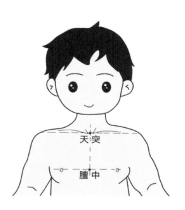

【操作图解】

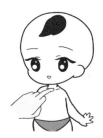 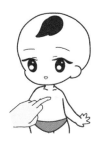 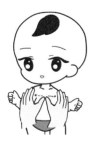

【适用人群】适用于咳嗽频作的患儿。

妙招二：敷脐疗法

【操作方法】将柴胡、细辛、黄芩、冰片研为细末，加入适量清水，调为稀糊状，用纱布包裹后，以肚脐贴敷于肚脐凹陷处，每8小时换药1次，连用3~5日。

【适用人群】适用于发热的急性支气管炎患儿。

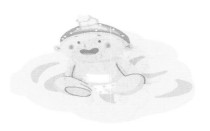

 小杏食谱

1. 银花桑杏茶

【原　　料】金银花 30 克，桑叶 30 克，杏仁 15 克。

【制　　作】将桑叶洗净、剪碎，装入纱布袋中，扎紧袋口，备用；将杏仁放入清水中浸泡片刻，与金银花同入砂锅，放入桑叶袋，加入适量水，先用大火煮沸，再以小火煎煮 30 分钟，待杏仁熟烂，取出药袋即成。

【用　　法】早晚分服，代茶饮，频频饮用，当日饮完。

【功　　效】祛风清肺，止咳化痰。适用于咳嗽、痰稠而黄、口渴咽痛、发热怕风、汗出者。

2. 生姜桔梗红糖汤

【原　　料】鲜生姜 20 克，桔梗 15 克，红糖 15 克。

【制　　作】先将鲜生姜洗净，切片，桔梗洗净，切段；再将生姜片与桔梗段同入砂锅，加入适量水，大火煮沸后，改用小火煨煮 30 分钟，用洁净的纱布过滤，去渣留药液，加入红糖继续煨煮至沸即成。

【用　　法】早晚分服。

【功　　效】疏风散寒，宣肺止咳。适用于咳嗽声重、气急咽痒、痰稀色白、恶寒发热、无汗、头痛鼻塞者。

 小杏叮嘱

小杏：平时还应该注意以下几点，以预防急性支气管炎。

（1）加强身体锻炼，增强抗病能力。

（2）防止感冒受凉，尤其是秋冬季节，应注意保暖；同时要注意避免穿着过多，以免汗液浸湿衣服而引起孩子感冒。

（3）积极预防上呼吸道感染，做好患儿的保护工作，防止有害气体、烟雾和粉尘的刺激。

（4）疑有对鱼、虾、蛋清等食物过敏者，要减少或禁止食用这类食物；遇冷空气咳嗽明显者，须戴口罩。

小杏：如果经过上述调整，仍不能改善症状，建议您及时就诊。

 专家提醒

（1）急性支气管炎为儿科的常见肺系疾病，以婴幼儿多见。有的小孩感冒后出现咳嗽，由于没有及时被治愈，导致小孩以后有感冒首先就表现为咳嗽，并且很难彻底痊愈，时间长了就会转成慢性支气管炎。

（2）支气管炎除了是由病毒、细菌感染引起，还可以是由物理、化学刺激等引起，如二手烟可以引起气道黏膜的炎症而诱发气管、支气管炎。因为烟中的化学物质，如焦油、尼古丁、氰氢酸等，它们可以作用于自主神经，引起支气管痉挛，从而增加呼吸道阻力，还可以损伤支气管黏膜上皮细胞及其纤毛，使肺的净化功能降低，导致病原菌在肺及气道内繁殖，进而促进炎症的发生。

第七节　肺炎

　　小琪的哥哥刚从幼儿园回来就对着小琪又亲又抱，妈妈赶紧上前制止，因为小琪的哥哥这几日感冒了。

　　果不其然，第2日小琪出现了流涕、咳嗽。于是妈妈带着小琪去社区医院就诊，李医生给小琪开了感冒药。又过了几日，小琪的咳嗽非但没有好转反而越来越严重。这日夜里小琪妈妈被小琪的咳嗽声惊醒了，"呼哧……呼哧……"妈妈发现小琪的鼻子还一煽一煽的，呼吸也比平时快得多。

　　早上，妈妈抱起小琪准备喂药，小琪又是一顿剧咳，咳完还吐了一口脓痰，妈妈赶紧带着小琪找到了李医生，李医生诊断为肺炎，给小琪开了中药，并建议做雾化。他还告诉小琪妈妈回去一定要注意对小琪进行护理，推荐她去中医护理门诊咨询小杏护士。

 小杏答疑

　　小琪妈妈：李医生说小琪得了肺炎，以前只感冒、咳嗽，从来没有得过肺炎，这次不知道怎么回事就成肺炎了。

　　小杏：肺炎，中医称为肺炎喘嗽。小儿肺炎是病原体或其他因素(如吸入羊水、油类或过敏反应)等引起的肺部炎症，是婴幼儿时期的常见病，特别是在冬春、寒冷季节及气候骤变时多见。本病以发热、咳嗽、咳痰、呼吸急促等为主要表现，严重者还会出现呼吸困难、面色苍白、口唇青紫等。

　　小琪妈妈：小琪还有个哥哥在家里，小琪的肺炎会不会传染给他？

　　小杏：肺炎病菌可通过飞沫传染。小儿免疫系统发育不健全，身体抵抗力差。因此居家要勤开窗通风，还要教育孩子勤洗手；对于传染性强的疾病，在疾病流行期间，家长要特别注意避免带小儿去人多的地方。

 小杏支招

妙招一：中药敷背

【操作方法】将芒硝、大黄研成细末，大蒜去皮后捣成泥状，用时一起混匀，加少量温水调成糊状，均匀地摊在纱布上，然后贴敷于肺俞、大椎等背部穴位，每个穴位的贴敷面积根据具体情况而定，每次敷 20 分钟左右。

【穴位定位】

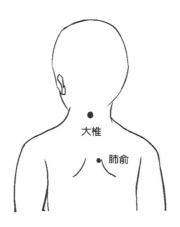

【适用人群】适用于肺炎喘嗽、高热伴大便秘结的患儿。

妙招二：穴位贴敷

【操作方法】

方法一：取吴茱萸 10 克、法半夏 6 克。将上述药物研成细末，加适量醋调为糊状，外敷于双足涌泉穴，用纱布包好，每 24 小时换 1 次，连敷 3~5 次。伴喉间痰鸣者，可加玄明粉 10 克。此法可化痰止咳。

方法二：取石膏 6 克，枳实 10 克，瓜蒌 12 克，明矾、冰片、凡士林各 3 克。将上述药物研成细末，混合均匀，加凡士林调为糊状，外敷于患儿双足涌泉穴。每日更换 1 次，连敷 5~7 日。此法可清热宣肺，化痰止咳。

【穴位定位】

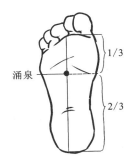

涌泉
1/3
2/3

 小杏食谱

1. 鸭梨粳米粥

【原　　料】鸭梨 3 个，粳米适量。

【制　　作】将鸭梨洗净，去皮，捣碎，加适量水后煎煮 30 分钟，捞去梨渣，再加入粳米，煮成粥。

【用　　法】趁热服用。

【功　　效】清热宣肺，润肺止咳。适用于支气管肺炎引起的发热、咳嗽者。

2. 清肺苡米粥

【原　　料】石膏 25~30 克，苦杏仁 5~10 克，薏苡仁 20~30 克，粳米 120~150 克，冰糖适量。

【制　　作】将石膏煎水，取药液备用；苦杏仁去皮、尖，与薏苡仁、粳米一同煮为粥，待粥熟时调入药液、冰糖，煮沸即成。

【用　　法】温热服食。

【功　　效】清热宣肺，化痰止咳。适用于气急鼻煽、咳嗽频频、痰涎上壅者。

 小杏叮嘱

小杏：小儿肺炎是可以预防的，家长在日常生活中可以采取相应的预防措施。

（1）冬春季节少带孩子去公共场所，寒冷季节或气候骤变时注意保暖防寒。

（2）积极锻炼身体，锻炼肺部功能，预防呼吸道疾病。

（3）戴口罩是预防呼吸道疾病简便、有效的措施，在流感高发或传染病暴发时期，应佩戴口罩预防疾病。

（4）定期带孩子到医院进行体格检查，按时预防接种。

 专家提醒

（1）冬病夏治是指对于在冬季容易发生或加重的疾病，在夏季给予针对性的治疗，提高机体的抗病能力，从而使冬季易发生或加重的病症减轻或消失。小儿肺炎反复发作可采用冬病夏治中最常用的方法——中药穴位贴敷来治疗。

（2）疫苗预防接种可有效降低小儿肺炎患病率。目前已有的疫苗包括肺炎链球菌疫苗、流感嗜血杆菌 b 结合疫苗、流感病毒疫苗等。

第八节　支气管哮喘

秋天一场雨过后，气温骤降。牛先生 3 岁的孩子小坨开始出现流涕、咳嗽和打喷嚏的症状，牛先生给小坨喂了感冒药，但是症状没有缓解。晚上小坨睡觉时，喘息逐渐加重。他不愿意平躺睡觉，哭闹不停。牛先生很着急，连忙把小坨送到了离家最近的医院。医生诊断小坨得了支气管哮喘，并给予治疗。牛先生向护士小杏咨询关于支气管哮喘的调理方法。

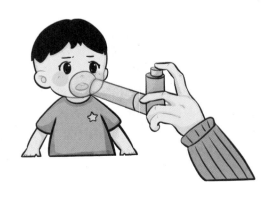

小杏答疑

牛先生：小坨得了支气管哮喘，我听说这个病是治不好的，是这样的吗？

小杏：支气管哮喘简称哮喘，常见于1~6岁的儿童。发作时常伴有喘息、胸闷、咳嗽等症状，多在夜间、清晨发生，大多数患儿经过治疗可以缓解或自行缓解。虽然无法治愈，但是可以控制症状达到理想状态，减少发作甚至不发作，使患儿能与正常儿童一样生活。若治疗、护理不当而导致哮喘长期反复发作，会影响肺功能。严重时患儿会出现端坐呼吸、严重发绀、语言不连贯、意识障碍等表现，应及时就医抢救。

牛先生：哪些原因会导致哮喘发作？

小杏：最近气温骤降，冷空气可能导致哮喘的发生。中医学认为，哮喘是先天禀赋不足导致的，部分患儿有明显的家族史。除此之外还包括环境，主要是吸入性过敏原，如尘螨、花粉、霉菌、真菌、动物皮屑等。此外，食入性过敏原，如牛奶、鱼、虾、鸡蛋等，以及油漆、甲醛、烟雾、汽车尾气等有害物质也可能诱发哮喘发作。

牛先生：小坨现在已经没有症状了，还需要继续治疗吗？

小杏：需要。哮喘分为急性发作期和缓解期两个时期。缓解期虽然没有任何症状，但是也需要巩固治疗。日常还要注意适当运动以提高免疫力，预防感冒，保持室内清洁，远离过敏原。

小杏支招

妙招一：穴位按摩

【操作方法】按摩膻中、天突、鱼际、列缺、定喘等穴位。每个穴位顺时针按揉1~2分钟，手法应由轻到重，由浅到深，再由重到轻，由深到浅。

【功　　效】止咳平喘。

妙招二：穴位贴敷

【操作方法】取麻黄 15 克，苍耳子、肉桂各 10 克，丁香 6 克，干姜 30 克，生白芥子 30 克，元胡 30 克，细辛、甘遂各 15 克。将上述药物研末，临用时取姜汁适量调膏贴敷百劳、肺俞、肾俞穴。贴敷时间一般为每年的 6~9 月，分别在初伏、中伏、末伏的前 3 天连续贴敷，每次贴 4~8 小时，必要时可增加贴敷次数，并在贴药前用艾条悬灸腧穴 10 分钟。

【适用人群】适用于呼吸急促，咳嗽不严重，痰少、咯吐不爽，口不渴，或渴喜热饮，遇寒而发病，形寒肢冷的患儿。

妙招三：姜汁敷背

【操作方法】取鲜姜榨汁，用纱布浸姜汁贴在背部肺俞穴，每 10 日敷 1 次，每次 2~3 小时。在哮喘缓解期使用，可预防哮喘秋冬发作。

 小杏食谱

1. 罗汉果柿饼汤

【原　　料】罗汉果半个，柿饼 2~3 个，冰糖适量。

【制　　作】将罗汉果洗净，同柿饼一起放入锅中，加清水两碗半，煎至一碗半，再加冰糖调味，去渣留汤饮用。

【用　　法】直接食用，每日 3 次。

【功　　效】清热化痰，止咳平喘。适用于气急鼻煽、面赤口渴者。

2.芹菜瘦肉汤

【原　　料】瘦肉 150 克，杏仁 10 克，芹菜 50 克，葱花 5 克，生姜、食盐、味精各适量。

【制　　作】将瘦肉切成丝，再将肉丝、生姜炒熟，然后倒入水，放入杏仁、芹菜煮沸，撒入食盐、味精与葱花。

【用　　法】直接食用。

【功　　效】镇咳化痰。本品适用于支气管哮喘，伴咳嗽、咳脓痰者。

3.芡实核桃粥

【原　　料】芡实 30 克，茯苓 30 克，生姜 5 克，粳米 120 克，核桃 20 克。

【制　　作】将芡实、生姜切成薄片，茯苓、核桃捣碎后浸泡半小时，取药液 2 次，用粳米同煮成粥。

【用　　法】日常服用。

【功　　效】补肺益气，固表止哮。适用于哮喘缓解期，患儿表现为气短喘息、倦怠乏力。

小杏叮嘱

小杏：平常还可以做到以下几点，以防哮喘再发作。

（1）随时增添衣服，以防着凉感冒。衣服不宜过紧，衣裤要经常放在太阳下暴晒，以杀灭螨虫等致敏病菌。

（2）避免食用虾、蟹等易引起过敏的食物。荸荠、白萝卜、核桃、芡实、莲子、山药等具有健脾化痰、益肾养肺之效的药物，对防止哮喘发作有一定作用。

（3）避免入住刚装修的房屋。注意居室清洁通风，不养宠物。

专家提醒

（1）哮喘的发作常有先兆反应，表现为流涕、气短或呼吸急促、打喷嚏和胸闷等，此时应该引起重视，备好缓解哮喘的药物。

（2）哮喘缓解期应坚持长期抗炎，降低气道反应性，避免诱发因素。

（3）日常的首要注意事项是避免接触过敏原，祛除各种诱发因素。

（4）适当运动可以增强患儿免疫力，减少感冒和哮喘发作。

第九节　呕吐

近日，2岁的小为食欲不好。中午在妈妈喂奶时，小为把奶全吐了，后来小为又吐了很多次。小为妈妈赶紧带小为就诊，李医生诊断为呕吐，并推荐她咨询中医护理门诊的小杏护士。

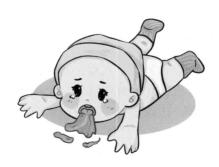

小杏答疑

小为妈妈：呕吐是一种什么疾病？

小杏：呕吐是小儿消化道疾病的常见症状。有的患儿只有呕吐，没有其他症状；有的患儿呕吐时还存在其他问题。急性呕吐可使体内水和电解质丢失，严重时还会导致脱水及酸中毒；长期呕吐可引起营养不良及各种维生素缺乏。呕吐时如照顾不当，可能会发生呕吐物堵塞呼吸道，引起窒息。

小为妈妈：小为为什么会发生呕吐？

小杏：中医学认为，小儿脾常不足，易受外邪侵袭，比如夏季天气热，小儿容易感受暑邪，暑气伏于胃，胃不受纳，引起呕吐；夏季贪凉经常吹空调容易感受寒邪，寒气伤脾胃，导致脾胃功能失调而呕吐。家长喂养不当，如乳食过量、恣食油腻、生冷及难以消化的食物也易导致小儿呕吐，尤其是夏季时，食物易变质，小为可能是不注意饮食卫生或贪食冷饮而导致呕吐。

 小杏支招

小为妈妈：中医有什么方法能增强脾胃功能呢？

小杏：好的，我给您介绍一些可以自己在家中操作的、简单的中医护理方法。

妙招一：穴位按摩

【操作方法】按揉双侧内关、足三里穴，手法由轻渐至重，以局部酸、麻、胀感觉为宜。每个穴位按揉 3 分钟，每 2 小时 1 次。

【适用人群】适用于脾胃虚弱、不思饮食、食多即吐的患儿。

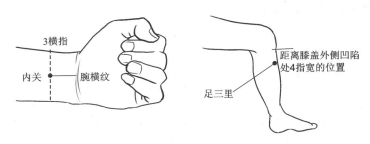

妙招二：**耳穴压豆**

【操作方法】根据病情可选用脾、胃、肝、心、肾、神门、交感等耳部穴位。用 75% 的乙醇棉球消毒后，再用 0.5 厘米×0.5 厘米胶布固定王不留行籽贴压穴位。每个穴位各按压 20 次为 1 遍(以耳朵微微发热为佳)，每日按压 3~5 遍。每 3 日换另一耳，双耳交替换贴。

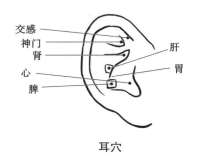

耳穴

 小杏食谱

1.生姜止呕汤

【原　　料】煨生姜 20 克，半夏 10 克，陈皮 10 克，白术

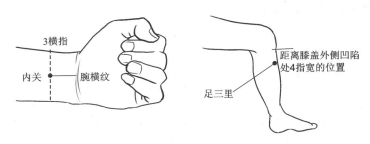

10 克，砂仁 10 克，红枣 10 克。

【制　　作】将上述原料放入沸水内煮沸即捞出，加水 200 毫升熬煮，以小火煮沸调匀、待冷，装瓶备用。

【方　　法】饭后食用。

【功　　效】驱寒暖胃，和胃止呕。适用于干呕、吐逆不止、腹痛的患儿。

2. 小半夏汤

【原　　料】半夏 20 克，生姜 10 克。

【制作方法】将半夏、生姜放入沸水内煮沸即捞出，加水 200 毫升熬煮，以小火煮沸调匀、待冷，装瓶备用。

【食用方法】分 2 次饭后温服。

【功　　效】化痰散饮，和胃降逆。适用于呕吐痰涎、口不渴，或干呕频作、食后腹胀的患儿。

3. 大半夏汤

【原　　料】半夏 9 克(洗净后备用)，人参 6 克，蜂蜜 20 毫升。

【制作方法】将半夏、人参、蜂蜜放入锅中，加水 1200 毫升，充分搅拌 5 分钟，煮药取 500 毫升，温服 200 毫升，余份再服。

【食用方法】分 2 次饭后温服。

【功　　效】止呕。适用于呕吐、朝食暮吐、暮食朝吐的患儿。

 小杏叮嘱

(1)定期将玩具和食具煮沸消毒，在给宝宝喂奶之前，母亲应用温开水洗净乳头。

（2）尽量少带宝宝到人群聚集的地方，以避免接触感染。

（3）出生后最初 6 个月内应母乳喂养并注意正确的喂养方法，做到定时哺乳。

 专家提醒

（1）西医治疗主要给予镇吐药物甲氧氯普胺（灭吐灵）等对症治疗。中医治疗上均强调调理脾胃，降逆止呕。

（2）本病的预防主要是加强锻炼，饮食要定时定量，忌食过量的辛辣香燥之品，注意保暖，以免感受风寒之邪，并积极预防原发病的发生。

（3）注意饮食质量：母乳不足或缺母乳而采取混合喂养及人工喂养者，应注意饮食调配。

第十节　腹泻

徐女士突然发现 1 岁半的小雪这几日一直在流鼻涕、咳嗽。她以为只是普通的感冒，过几日小雪就会好。1 日后小雪症状加重，腹泻了 7 次。徐女士赶紧带小雪就医，李医生诊断为腹泻，给小雪开了药，并让徐女士向中医护理门诊的小杏护士咨询有关居家护理事项。

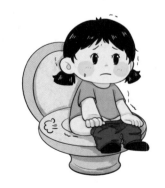

小杏答疑

徐女士：什么是腹泻？

小杏：腹泻，中医称为泄泻，俗称"拉肚子"，是一组由多病原、多因素引起的以大便次数增多及大便性状改变为特点的消化道综合征。严重者可引起脱水和电解质紊乱。腹泻是我国婴幼儿的常见疾病之一，多见于 6 个月至 2 岁的婴幼儿，1 岁以内者约占半数。这是小儿营养不良、生长发育障碍的主要原因之一。一年四季均可发病，以夏秋季节发病率最高。

徐女士：这个病的主要表现是什么？

小杏：婴幼儿腹泻分为轻型腹泻和重型腹泻两种。轻型腹泻常为食物或肠道外感染所致，主要表现为大便次数增加，便稀或水样便，粪便呈黄绿色或黄色，有酸味，少见或无呕吐，伴腹痛；重型腹泻的症状重、次数多，时有黏液或血样大便，有呕吐物，常伴有拒食、恶心、腹痛、腹胀。

徐女士：婴幼儿发生腹泻是照顾不好所导致的吗？

小杏：造成婴幼儿腹泻的原因有很多。

（1）小儿消化系统发育不成熟，胃酸和消化酶分泌不足，消化酶活性低，且小儿生长发育快，身体所需的营养物质较多，消化道负担较重，易发生消化功能紊乱。

（2）胃酸偏低，胃排空较快，对胃内细菌的杀灭能力较弱；婴儿血清免疫球蛋白及胃肠道分泌型 IgA 较低，防御能力差，易发生肠道感染。

（3）新生儿出生后尚未建立正常的肠道菌群，使用广谱抗生素等药物易导致肠道菌群失调。

（4）家畜乳中缺乏 SIgA、乳铁蛋白等抗肠道感染的成分，奶粉虽添加了上述成分，但加热过程中这些营养成分易被破坏。此外，人工喂养的食物和餐具易被污染，若餐具消毒不到位，也可引起腹泻。

 小杏支招

妙招一：穴位贴敷

【操作方法】将生姜剁碎调成糊状，局部皮肤用75%的乙醇消毒后，将糊剂贴敷在神阙穴上，并用纱布覆盖，胶布固定，每4~6小时换药1次。若局部皮肤出现红肿或者瘙痒剧烈时，应立即取下，具体情况视患儿接受程度而定。

【适用人群】适用于脾胃虚弱，不思饮食，饮食稍不洁即发生泄泻、腹痛，喜温喜按的患儿。

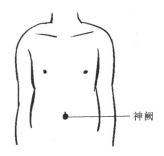

神阙

妙招二：中药足浴

【操作方法】睡前将黄芩15克、黄连15克、地锦草15克、葛根15克、诃子12克、肉豆蔻12克放入锅中，加水煎煮30分钟，取药液300毫升，合并所取药液后维持40℃帮助患儿足浴，足浴时药液要没过脚踝，早晚各1次，每次30分钟，连续进行足浴1周。足浴最好在晚上睡觉前1小时左右进行，以微出汗为佳。

【适用人群】适用于大便泻下黄臭稀水或纯清稀水，脐周腹痛，腹部拒按，胃脘满闷，食欲不振，小便短赤、灼热涩痛的患儿。

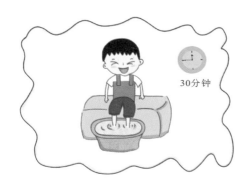

30分钟

妙招三：隔姜艾炷灸

【操作方法】将生姜切成约 5 厘米×5 厘米大小的姜片放在中脘、神阙、天枢、关元、足三里等穴位，用艾炷灸每个穴位 10 分钟左右，将艾炷放在姜片上。

【适用人群】适用于粪质稀薄、腹痛、喜温喜按的患儿。

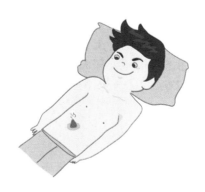

小杏食谱

健脾止泻汤

【原　　料】甘草 5 克，炒白扁豆 6 克，党参 8 克，白术 8 克，炒山药 10 克，茯苓 12 克，薏苡仁 12 克。

【操作方法】将上述原料放入沸水内煮沸即捞出，加水 200 毫升熬煮，以小火煮沸调匀，待冷却后装瓶备用。

【用　　法】饭后食用。

【功　　效】补益脾胃。适用于大便稀，每当食用生冷、油腻或难以消化的食物时加重，腹部隐痛，喜温喜按，食欲不振，面色萎黄的患儿。

【注意事项】若患儿呕吐严重，可加竹茹 3 克，半夏 5 克；若患儿腹泻不止，可加补骨脂 3 克，肉豆蔻 3 克。以上药材用开水煎煮，每次 1 剂，每日 3 次。7 日为 1 个疗程。

 小杏叮嘱

（1）婴幼儿发生腹泻时，家长应注意及时为患儿补充水分，预防脱水。

（2）加强腹部保暖或按摩腹部，以缓解其疼痛。

（3）保持肛门干燥、清洁。患儿大便后用细软的湿巾清洗，再涂护肤油保护皮肤；及时更换尿布；患儿的尿布和便盆应及时消毒或放在阳光下暴晒，以达到除菌的目的。

 专家提醒

（1）发生腹泻时，家长应注意及时带患儿就医。

（2）服用抗生素时应遵循医生指导，尤其是同时服用两种及两种以上抗生素时，盲目服用可能诱发肠道菌群紊乱，诱发肠炎。

（3）洛哌丁醇等止泻药物一般不用于婴幼儿腹泻，因为这类药物具有抑制胃肠动力的作用，会增强毒素的吸收和细菌繁殖。

第十一节　便秘

最近，俊俊胃口不好，饭吃得少，对最喜爱的零食也不感兴趣了，早晨起床时口很臭，大便每 2~3 日解 1 次，并且每次排大便都非常痛苦，排出的大便又干又硬，还臭臭的。

妈妈带着俊俊来到医院找到张医生，张医生诊断为便秘，建议俊俊妈妈带俊俊去中医护理门诊咨询小杏护士。

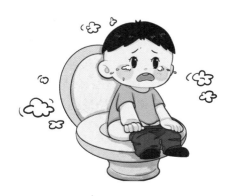

 小杏答疑

俊俊妈妈：怎么判断孩子是不是便秘呢？

小杏：便秘的患儿大便干硬、排便困难、痛苦甚至哭闹，有的会夹紧臀部，不愿意排便，通常还会有表情痛苦、食欲差、活动量减少、没有平时那么活泼，以及早晨起床有口臭等症状。

俊俊妈妈：哪些原因会导致孩子便秘呢？

小杏：婴幼儿便秘的原因有很多，主要包括以下 6 个方面。

（1）饮食不当：食量太少或过多都会引起便秘。

（2）喂养不当：奶粉冲泡过浓，或者每日摄入的水分不足。

（3）活动少：长时间活动减少，导致肠蠕动缓慢，形成便秘。

（4）排便习惯：没有养成定时排便的习惯，或者有便意时未及时上厕所，从而导致便秘。此外，有些孩子有"认厕所"的习惯，会因为环境的改变出现排便障碍。

（5）精神因素：精神上受到强烈刺激、惊恐、情绪紧张、忧愁、焦虑时便意会消失，形成便秘。

（6）口腔卫生：龋齿导致儿童挑食、食欲不振、消化不良，从而影响排便。

俊俊妈妈：便秘有这么多危害，那孩子出现严重的便秘时该如何用药呢？

小杏：如果婴幼儿严重便秘，在排便时很痛苦，可以使用开塞露，让其先排出这些硬结的大便，然后再口服乳果糖软化粪便。以后逐渐训练排便，慢慢地，恶性循环就会被打破。

 小杏支招

妙招一：腹部按摩

【操作方法】患儿仰卧于床上，家长用右手掌根按摩腹部，按照右上腹—左上腹—右上腹的方向顺时针边揉边推，手法要柔和，不能过重，每次 10 分钟，每日 2~3 次，于睡前或早晨起床前操作，效果最佳。

【适用人群】适用于大便干燥、腹胀、腹痛、口中异味大、肠鸣音较重、排气多的患儿。

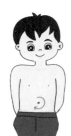
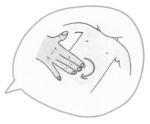

肚脐周围顺时针按摩

妙招二：小儿推拿法

【操作方法】

（1）清大肠：在患儿示指侧面，由根部推至示指尖。

（2）退六腑：在患儿前臂尺侧，由肘横纹推至腕横纹。

（3）推七节骨：家长用示指和中指由第4腰椎推至尾椎上端。

【适用人群】 适用于大便干燥、坚硬，秘结不通，排便时间间隔较久的患儿。

【操作图解】

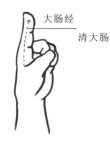
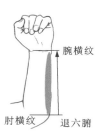
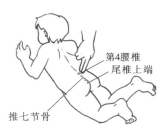

113

妙招三：穴位贴敷

【操作方法】将大黄研成细末，取药末 10 克，加酒调成糊状，敷于肚脐，并用纱布覆盖，胶布固定，保留 4 小时。

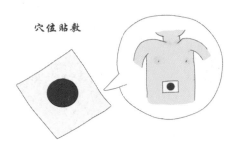

穴位贴敷

小杏食谱

1.黑芝麻糊

【原　　料】黑芝麻 100 克，糯米 50 克，冰糖 30 克。

【制　　作】糯米浸泡 2 小时后与黑芝麻、冰糖一同放入豆浆机中，倒入适量水，选择米糊功能，制作成黑芝麻糊。

【用　　法】早餐食用。

【功　　效】滋补润燥，润肠通便。适用于大便秘结，伴贫血、抵抗力低下的患儿。

2.松子粥

【原　　料】松子仁 25 克，粳米 100 克，食盐适量。

【制　　作】将松子仁、粳米淘洗干净，放入锅中，加入清水、食盐，旺火烧沸后改用小火煮至粥成。

【用　　法】分顿食用，连吃数日。

【功　　效】润肺滑肠。适用于大便秘结，伴形体消瘦、口干舌燥的患儿。

3.蜜饯雪梨

【原　　料】雪梨 500 克，蜂蜜 250 克。

【制　　作】将雪梨洗净，去柄、核，切片，置于锅中，加入适量水，煮至七成熟，水将耗干时加水和蜂蜜，再以小火煎煮熟透，收汁即可，待冷，放入瓶罐中储存备用。

【用　　法】随量食用，或调水饮汤吃梨。

【功　　效】润燥生津，清热止渴。适用于烦躁、食少、便秘、尿少的患儿。

 小杏叮嘱

小杏：平时应该注意以下几点，以预防便秘。

（1）少食多餐，不暴饮暴食，多饮水。

（2）多吃新鲜蔬菜、水果，补充膳食纤维。

（3）配方奶粉要按照正确的比例冲调。

（4）保持心情愉悦，不紧张、不恐慌。

（5）适当运动，促进肠道蠕动。

（6）养成良好的排便习惯，及时排便。

（7）注意口腔卫生，餐后及时刷牙，定期检查牙齿。

小杏：如果经过上述调整，仍不能改善症状，建议您及时就医诊疗。

 专家提醒

便秘是儿科临床常见的胃肠道功能不良的症状之一，中国 2~18 岁儿童便秘的发病率为 3.1%～25.92%。儿童便秘起始于婴儿及新生儿期，且有 1/3 的患儿症状会持续至成人期，表现为慢性顽固性便秘，有些甚至需要外科手术治疗，漫长的病程和复杂的病情可能严重影响患儿及其家属的身心健康和生活质量。因此，我们要高度重视，及早干预。

第十二节　黄疸

　　孙女士前几日喜得千金，全家非常兴奋。可是，第 3 日，孙女士在给宝宝换尿布时发现宝宝脸黄，眼睛黄，连身上也微微泛黄，看上去就像一个"小黄人"。幸运的是，宝宝当时还没有出院，孙女士立刻找到医生。医生仔细检查并询问具体情况后说宝宝这是新生儿黄疸，问题不大，经过治疗，没过几日，黄疸的现象就消退了。

　　孙女士虚惊一场，跑去咨询在中医护理门诊上班的同学小杏护士。

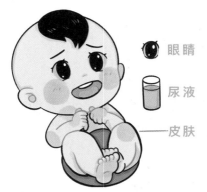

眼睛
尿液
皮肤

 小杏答疑

　　孙女士：小杏，我家宝宝这是咋回事呢？生下来好好的，第 3

日为什么就变成"小黄人"了？

小杏：您宝宝的情况是新生儿黄疸。医学上把出生 28 日以内的宝宝称为新生儿，把新生儿出现周身皮肤、面目及尿液变黄的现象称为新生儿黄疸，中医称为胎黄。新生儿黄疸又分为生理性黄疸和病理性黄疸。生理性黄疸一般不需要特殊治疗；病理性黄疸是疾病的表现，病情轻者，预后良好；病情严重者，预后不佳，甚至危及生命。

孙女士：怎么判断宝宝为生理性黄疸还是病理性黄疸呢？

小杏：如果足月儿宝宝出生后 2~3 日出现黄疸，颜色比较浅，饮食排便正常，通常是生理性黄疸，宝宝 1~2 周就能恢复正常。早产儿黄疸出现的时间晚一些，消退的时间也迟一些，多于出生后 3~5 日出现，最长可延迟到 3~4 周才消退。

如果宝宝黄疸出现早，出生不到 24 小时就出现，或者退了又重新出现，黄疸进展快，颜色比较黄，还不吃奶，哭闹不止，大便呈灰白色，那就可能是病理性黄疸。

孙女士：对于新生儿黄疸，中医有什么方法吗？

小杏：我给你介绍几个简便且在家中就可以操作的中医护理妙招吧。

 小杏支招

妙招一：小儿推拿法

【操作方法】

小儿推拿法
（视频）

（1）清补脾：在患儿拇指桡侧赤白肉际处，由指尖到指根。

（2）清胃经：自腕横纹推向拇指根部。

（3）清天河水：家长用示、中指由腕横纹推至肘横纹。

（4）清肝经：在患儿示指掌面，由指根推向指尖。

【适用人群】适用于发热、烦躁、啼哭、口渴、呕吐、尿黄、便秘等患儿。

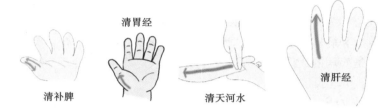

清补脾　清胃经　清天河水　清肝经

妙招二：中药浸浴疗法

【操作方法】将黄柏 30 克煎水去渣，维持水温为 35℃ ~ 40℃，让患儿浸浴，反复擦洗 10 分钟，每日 1~2 次。

【适用人群】适用于面色无华、形体消瘦、乏力、食欲差、口渴、呕吐、尿黄、便秘的患儿。

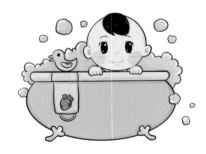

 小杏食谱

茵栀黄颗粒

【成　分】茵陈提取物、栀子提取物、黄芩苷、金银花提取物。

【用　　法】开水冲泡，每次 1 克，每日 3 次。

【功　　效】清热利湿退黄。适用于皮肤发黄、色泽鲜明如橘黄色，舌质红，苔黄腻的湿热郁蒸型黄疸患儿。

 小杏叮嘱

小杏：预防新生儿黄疸，我们还需要注意以下几点。

（1）有肝炎病史的女性应在治愈后再妊娠，如妊娠后发现有肝炎应及时治疗。

（2）既往所生新生儿有重度黄疸、贫血或有死胎史的孕妇及其丈夫均应做 ABO 和 Rh 血型检查，测定血中抗体及其动态变化。这类孕妇可以服用中药预防新生儿黄疸。

（3）孕妇妊娠期间应注意饮食卫生，忌辛辣刺激性食物，不可滥用药物。

（4）避免新生儿口腔黏膜、脐部、臀部和皮肤损伤，防止感染。

（5）新生儿应注意保暖，尽早母乳喂养，供给营养，促进胎粪排出。

小杏：如果经过上述护理，仍不能改善症状，建议您及时就诊。

 专家提醒

（1）临床治疗新生儿黄疸最常用的治疗方法是照蓝光和口服茵栀黄颗粒。生理性黄疸是除外性诊断，必须排除引起病理黄疸的各种原因后方可确定。

（2）我国 60% 的足月儿和 80% 的早产儿会出现新生儿黄疸。新生儿黄疸最大的危害是脑损伤，医学上称为胆红素脑病，胆红素脑病的病死率为 50%～75%，75%～90% 的幸存者会留下严重的后遗症，如智商低、运动不协调、耳聋、脑性瘫痪等，所以婴儿出生后应密切观察皮肤颜色的变化，并注意婴儿的全身症状，如有无精神萎靡、嗜睡、吸吮困难、惊惕不安等表现。

第十三节　过敏性紫癜

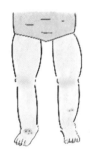

昨晚，童童从动物园回家后诉膝盖稍有胀痛，妈妈查看后发现童童双下肢有暗红色皮疹，起初，她以为这是被蚊虫叮咬所致。但是，第 2 日皮疹依然没有消退。童童妈妈将童童带到医院就诊。

李医生诊断为过敏性紫癜，开了一些药物，并推荐童童妈妈去中医护理门诊咨询小杏护士。

 小杏答疑

童童妈妈：童童为什么会得过敏性紫癜呢?

小杏：过敏性紫癜的病因尚不清楚，目前认为本病与某种致敏因素引起的自身免疫反应有关。机制可能是病原体(细菌、病毒等)、药物(抗生素、解热镇痛药等)、食物(鱼、虾、牛奶等)及花粉、虫咬、疫苗注射等作为致敏因素，使机体产生变态反应，从而造成一系列损伤。

童童妈妈：过敏性紫癜会复发吗?

小杏：过敏性紫癜可反复发作。皮肤紫癜常为首发症状，多见于下肢和臀部。一般在 4~6 周后消退，部分患儿间隔数周、数月后复发。约半数以上的患儿可出现消化道症状，如脐周或下腹部腹痛，伴恶心、呕吐，部分患儿有腹泻或便血。约 1/3 的患儿出现关节肿胀疼痛、活动受限，症状多在数日内消失而不遗留关节畸形。30%～50% 的患儿有肾脏损害，多发生于起病 1 个月内，症状轻重不一。

 【小杏支招】

童童妈妈：中医有没有好的方法护理过敏性紫癜呢？请你给我指导一下吧。

小杏：有的，我给您介绍一些可以自己在家中操作的、简单的中医护理方法。

妙招一：中药涂搽法

【操作方法】 皮肤瘙痒时，以炉甘石洗剂外涂止痒，不可用手抓，防止皮肤破损导致继发感染。

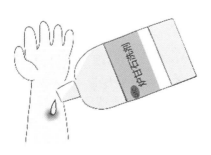

妙招二：中药喷雾疗法

【操作方法】 将红花 3 克、莪术 3 克放入煎药机中煎煮，过滤，取药液 300 毫升备用，将煎好的药液倒入喷雾器的雾化罐，每个部位喷雾 10 分钟，每日 2 次。

妙招三：中药外敷法

【操作方法】对于关节肿胀疼痛的患儿，可使用中药玄明粉对患处外敷，或用装有芒硝的纱布袋(约 10 厘米×15 厘米)敷在关节肿胀疼痛部位，每日 1~2 次，使其快速消肿，减少疼痛。

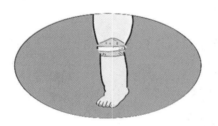

 小杏食谱

1. 冰糖炖雪梨

【原　　料】雪梨 1 个，冰糖 15~30 克。

【制　　作】将雪梨洗净去皮，切去顶部当作盖子，借助小刀和勺子挖除中间的核；放入冰糖后盖上盖子，把处理好的雪梨放入深盘或深碗，蒸锅隔水蒸 1.5~2 小时，让梨完全软化即可。

【用　　法】饭后服用。

【功　　效】清热凉血。适用于发热面赤、咽喉肿胀疼痛、口干口渴的患儿。

2. 红枣桂圆茶

【原　　料】红枣、桂圆各 5 克，红糖适量。

【制　　作】将红枣洗净、去核，桂圆去壳、去核；将红枣和桂圆放入砂锅内，倒入适量水，水开后转为小火，加入红糖后炖半小时；将炖好的桂圆红枣茶倒入杯内即可食用。

【用　法】分顿饮用，连饮数日。

【功　效】益气养血。适用于紫癜反复发作，伴气短乏力、面色萎黄的患儿。

3.山药薏苡仁粥

【原　料】山药、薏苡仁、大米各20克。

【制　作】将山药、薏苡仁、大米放入锅中，倒入适量水，熬粥。

【用　法】随餐服用。

【功　效】清热除湿。适用于不思饮食、倦怠乏力、面色萎黄的患儿。

 小杏叮嘱

小杏：平时应该注意以下几点，预防宝宝过敏性紫癜。

（1）保持心情愉悦，注意休息、营养与运动，增强体质。

（2）避免接触与发病有关的药物或食物，选择清淡、少刺激、易消化的饮食。

（3）若患儿新发大量瘀点或紫癜、明显腹痛或便血、关节肿胀疼痛、血尿、水肿等，多提示病情复发或加重，应及时就医。

小杏：如果经过上述调整，仍不能改善症状，建议您及时就诊。

专家提醒

（1）早期X线片仅显示软组织肿胀，关节周围骨质疏松，关节附近呈现骨膜炎。晚期X线片可见关节面破坏，以手腕关节多见。

（2）研究表明，A 组溶血性链球菌感染是导致过敏性紫癜的重要原因，本病以春秋季节好发，故在春秋季节应避免去人群集中的公共场所，并做好预防感染的措施。

第十四节　缺铁性贫血

2 个月前，8 个月的珠珠脸色红润，母乳吃得津津有味。最近，珠珠妈妈发现珠珠面色和口唇苍白，吃奶不专注，精神也没有之前那么好了。她赶紧将珠珠带到医院检查。

李医生诊断为缺铁性贫血，但是属于轻度贫血，不用吃药，推荐珠珠妈妈去中医护理门诊咨询小杏护士。

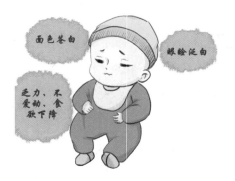

 小杏答疑

珠珠妈妈：请问什么是缺铁性贫血？

小杏：缺铁性贫血是体内铁元素缺乏，致使血红蛋白合成减少而发生的小细胞低色素性贫血。

珠珠妈妈：珠珠一直母乳喂养，营养应该很好，为什么会得缺铁性贫血呢？

小杏：缺铁性贫血的原因一般有以下几种。

（1）先天储铁不足：如多胎、早产、孕期母体缺铁等。

（2）后天补铁不足：正常足月儿出生时从母体获得的储备铁只能维持生后 4 个月的生长发育需要，而乳品食物的含铁量较低，婴儿单纯母乳或牛奶喂养，未及时添加辅食易引起缺铁。

（3）生长发育过快：婴儿期和青春期生长发育速度较快，血容量增加较快。足月儿 1 岁内约需补充外源性铁 200 毫克，低出生体重儿需补充 280~350 毫克，若不及时添加含铁丰富的食物，则易致缺铁。

（4）铁吸收障碍：饮食搭配不合理可影响铁的吸收；胃肠炎、慢性腹泻可使铁的排泄增加而致吸收不良。

（5）铁丢失过多：小婴儿对牛奶蛋白过敏而引起的肠出血会导致铁丢失过多，每失血 1 毫升会损失 0.5 毫克铁。

珠珠属于铁补充不足导致的缺铁性贫血，虽然母乳好，但是 6 个月后要及时添加辅食以保证各种营养素的摄入。

珠珠妈妈：中医有什么方法纠正珠珠的贫血呢？

小杏：我们可以从喂养方面结合中医调理来进行干预。我给您介绍一些可以自己在家中操作的、简单的中医护理方法。

 小杏支招

妙招一：中药口服

【操作方法】取黄芪 15 克、党参 12 克、白术 12 克、生麦芽 15 克、炒白扁豆 12 克、炒薏苡仁 15 克、砂仁 3 克。将上述药物水煎服，每日 1 剂，婴幼儿每日 150~200 毫升，分 3~4 次口服；学龄前儿童每日 200~250 毫升，分 2~3 次口服。

【适用人群】适用于厌食、便溏、体倦乏力的患儿。

妙招二：捏脊疗法

【操作方法】家长用双手拇指、示指将患儿脊背部皮肤捏起，随推、随捏、随捻、随放、随提，从患儿尾骨端的长强穴，沿督脉向上推拿至大椎穴，连续进行 6 次，当捏拿第 4 次时，每捏拿 2~3 下，便用手向上提拿 1 下，以加强刺激，最后以拇指揉按两侧肾俞穴 3~4 下即可。

【适用人群】适用于脾胃虚弱、消化不良、厌食的患儿。

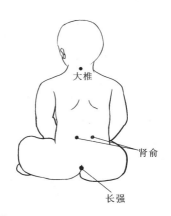

 小杏食谱

1.鸡肝粉

【原　料】鸡肝 2 个，柠檬汁 20 毫升，生姜适量。

【制　作】将鸡肝冲洗干净、去筋，切成小块后浸泡 10 分钟，沥干水分；用柠檬汁腌制鸡肝 15 分钟；将腌制的鸡肝和适量冷水一起放入锅中，加入生姜，焯熟；鸡肝捞出后切成小丁，小火翻炒干燥；用搅拌机打成粉，装瓶备用。

【用　　法】每次一小勺加入米粉、粥或面条中同食。

【功　　效】保肝明目，补血养虚。适用于缺铁性贫血，伴两目干涩的患儿。

2. 胡萝卜鸡肝泥

【原　　料】鸡肝 20 克，胡萝卜 10 克，土豆 20 克。

【制　　作】将胡萝卜和土豆去皮、切成小块，放入蒸锅中蒸 15~20 分钟；将鸡肝切片，冲洗后浸泡 10 分钟，用开水煮熟；将所有食材放入搅拌机中，加温水没过食材，搅拌成泥即可。

【用　　法】作为小儿辅食直接食用。

【功　　效】补血健脾，补肝明目。适用于缺铁性贫血，伴两目干涩、夜盲的患儿。

3. 时蔬补铁粥

【原　　料】卷心菜 1 片，熟猪肝 3 克，胡萝卜 10 克，粳米 20 克，藜麦 10 克，空心山楂 2 颗。

【制　　作】将以上原料熬粥服用。

【用　　法】作为小儿辅食直接食用。

【功　　效】保肝明目，健脾开胃。适用于缺铁性贫血，伴两目干涩、夜盲、食欲不振的患儿。

小杏叮嘱

小杏：平时应该注意以下几点，预防宝宝缺铁性贫血。

（1）及时添加辅食，6 个月后根据婴儿所处阶段及时调整辅食中各成分的配比。

（2）日常多喂食动物肝脏、动物血、紫菜、海带、黑木耳、蛋黄等含铁元素丰富的食物。

（3）添加含维生素 C 的食物，以促进铁的吸收。

小杏：如果经过上述调整，仍不能改善症状，建议您及时就诊。

 专家提醒

早期缺铁（胎儿晚期至出生后 2 岁内的缺铁）所致的某些大脑认知和发育缺陷可以持续至儿童期甚至青少年，因此强调生命早期铁元素的合理补充，对大脑的优化发展极为重要。

第十五节　肾病综合征

早上，小可起床发现自己的眼睛肿肿的，她告诉妈妈，妈妈以为是蚊虫叮咬导致的。过了几日，妈妈发现小可的眼睛肿得更加明显了，整个脸都胖了，而且在今早吃早餐时，小可还把早餐都吐了出来，连她平时最爱的燕麦牛奶粥都不肯喝了。妈妈想：小可是不是着凉了？还是最近零食吃多了？

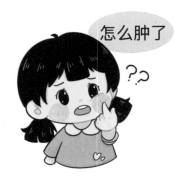

晚上，妈妈给小可洗澡时，发现小可的脚也肿肿的，她担心小可生病了，立刻带小可去找李医生。做完检查后，李医生诊断为肾病综合征，还说该病易复发，推荐小可妈妈去咨询中医护理门诊的小杏护士。

 小杏答疑

小可妈妈：李医生说小可是肾病综合征，肾病综合征的症状是什么？

小杏：肾病综合征，中医称为水肿，是一组由多种病因引起的肾小球基膜通透性增加，导致血浆内大量蛋白质从尿中丢失的临床综合征。肾病综合征按病因可分为先天性肾病综合征、原发性肾病综合征和继发性肾病综合征 3 大类，有"三高一低"四大临床特点：大量蛋白尿、低蛋白血症、高脂血症、水肿。

小可妈妈：肾病综合征对小可以后的学习和生活会有什么影响？

小杏：在疾病治疗中，孩子会因活动、饮食受到限制以及疾病复发造成的长时间住院，产生焦虑、抱怨等心理；较长时间应用激素及免疫抑制剂，可引起库欣面容及脱发，患儿会产生自卑心理。

 小杏支招

小可妈妈：肾病综合征易复发，中医对这种疾病有什么好的治疗方法吗？请你给我指导指导吧。

小杏：好的。我给您介绍一些简单的中医居家护理方法，方便您在家中操作。

妙招一：中药茶饮

【操作方法】

（1）取干玉米须 60 克，水煎，分次服。适用于水肿明显的患儿。

（2）取干葫芦(不去籽)3 个，水煎，加红糖适量，分 6 次量服用，每日 1 次量。适用于水肿、小便不利的患儿。

（3）取干鱼腥草 30~100 克，去除杂质，洗净，用开水浸泡半小时后代茶饮，每日 1 剂，疗程为 3 个月。适用于肾病综合征患儿，体质虚寒者不宜长期喝，对干鱼腥草过敏者禁用。

妙招二：穴位贴敷

【操作方法】

（1）取田螺 1 个、生大蒜 1 片、鲜车前草 1 根。将田螺去壳，加入生大蒜和鲜车前草后共捣烂成膏状，用纱布包裹适量药膏敷于神阙穴，外加胶布固定。待小便增多、水肿消失时，即去掉药膏。适用于水肿、小便短赤的患儿。

（2）将蝼蛄 10 克、蟋蟀 10 克、黄芪 30 克、肉桂 8 克、冰片 1 克研磨成粉，加蜂蜜调成糊状，敷于神阙穴。每日 1 次，每次 5~10 克。适用于水肿、小便短涩痛的患儿。

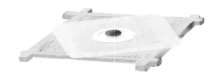

妙招三：中药熏洗

【操作方法】

（1）将鲜浮萍草水煎，调节水温至40℃～45℃，洗浴，出汗即可。适用于头面部水肿的患儿。

（2）用赤小豆水煎，调节水温至40℃～45℃，浸泡双足，每日1～2次。适用于下肢水肿的患儿。

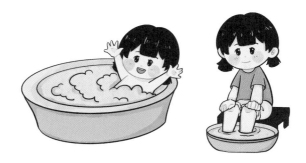

 小杏食谱

1. 黄芪粥

【原　　料】黄芪30克，薏苡仁30克，赤小豆9克，糯米30克，金橘饼3枚。

【制　　作】将黄芪先煎20分钟，去渣，加入薏苡仁、赤小豆煮30分钟，再加入金橘饼、糯米，煮成稀粥。

【用　　法】温服，食用时可嚼橘饼1枚。

【功　　效】益气健脾，利水消肿。适用于脾气虚弱、饮食不佳、气短懒言、水肿的患儿。

2.鲫鱼冬瓜汤

【原　　料】鲫鱼500克,葱白6根,冬瓜皮500克。

【制　　作】将鲫鱼去鳞,剖去内脏,与冬瓜皮同煎,然后和葱白一起放入炖盅,以文火炖熟。

【用　　法】分顿温热食用。

【功　　效】益气健脾,利尿消肿。适用于食欲不振、免疫力低下、水肿的患儿。

3.赤小豆粥

【原　　料】赤小豆50克,粳米200克,味精适量。

【制　　作】将赤小豆、粳米洗净,放入砂锅内,加水适量,先以武火烧开,再以文火煎煮成粥,加入味精即可。

【用　　法】分顿温热食用。

【功　　效】健脾利水。适用于食欲不佳、面色虚浮、盗汗、水肿的患儿。

小杏叮嘱

小杏:平时还应该注意以下几点,以预防肾病综合征。

(1)预防感染,避免与患病的人接触,勤洗澡、换衣,保持皮肤清洁,可防止皮肤感染。

(2)劳逸结合,鼓励孩子根据自身身体状况选择合适的运动方式,以有氧运动为主,如行走、锻炼、慢跑、骑自行车、打太极拳等,养成良好的作息习惯,以增强机体抵抗力。

(3)饮食宜清淡少盐,多食新鲜蔬菜、水果。

(4)多晒太阳,呼吸新鲜空气,出门时应佩戴口罩,避免去人流量大的地方,根据气候变化增减衣服,避免感冒。

（5）遵医嘱服药，在服用激素类药物期间不能自行停药，以免加重病情。

小杏：如果经过上述调整，仍不能改善症状，建议您及时就诊。

 专家提醒

（1）对于肾病综合征儿童，定期复查是非常重要的，不仅能够评估病情，还能监测药物的不良反应。

（2）肾病综合征儿童在长期应用激素治疗过程中，若出现肾上腺皮质危象、高血压脑病、高凝状态、低钠血症等并发症时，可以考虑中医治疗干预。中医护理技术丰富且简便，但应结合证型和体质类型使用，方能取得最佳的效果。

第十六节　流行性腮腺炎

小明和小华是形影不离的好朋友。这日，小明从学校回家后，就感觉腮腺部位疼得厉害，伴有肿胀，还有头痛的现象，到了晚上，小明出现了高热，且伴有脑炎的症状，小明妈妈赶紧带

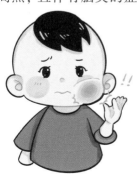

他去医院，医生诊断为流行性腮腺炎，并提出小明需要立即接受住院治疗。

无独有偶，第2日，小华也出现了腮腺肿胀疼痛。和小明不同的是，小华伴有严重的呕吐、腹痛，并伴有左侧睾丸肿大，经医生诊断后，小华也患了流行性腮腺炎，且合并胰腺炎和睾丸炎，和小明住进了同一间病房。

 小杏答疑

小华妈妈：什么是流行性腮腺炎？

小杏：流行性腮腺炎，中医称为痄腮，民间俗称"抱耳风"，是腮腺炎病毒引起的小儿常见的急性呼吸道传染病，主要症状有发热、双侧或单侧腮腺肿胀疼痛，腮腺肿胀疼痛一般以耳垂为中心，向前、后、下方发展，部分患儿可伴有畏寒、咽痛、全身不适等表现，以冬春季节为流行高峰，其他季节也有散发病例。本病主要见于4~15岁的儿童，尤其是5~9岁的儿童发病率最高。

小华妈妈：流行性腮腺炎有什么并发症？

小杏：流行性腮腺炎有多种并发症，不同的并发症有不同的表现。流行性腮腺炎可以并发病毒性脑炎、胰腺炎、睾丸炎、心肌炎、肺炎等。当流行性腮腺炎患儿出现腹痛、呕吐等症状，实验室检查血淀粉酶、血脂肪酶及尿淀粉酶增高时，须警惕胰腺炎。重度胰腺炎治疗难度大，可能危及生命。当流行性腮腺炎患儿出现头痛、持续发热、呕吐、精神差，甚至抽搐时，须警惕病毒性脑炎。腮腺炎病毒可以侵犯生殖腺，表现为睾丸炎或卵巢炎，以睾丸炎多见，表现为睾丸局部疼痛、阴囊肿胀、皮肤发红等，严重者可能影响成年后生育。

小杏支招

妙招一：仙人掌外敷

【操作方法】 摘取一片新鲜多汁的仙人掌，洗净，去皮，然后将仙人掌捣碎为泥，用棉签蘸取仙人掌泥外敷患处，每日 1 次，连续外敷 2~3 日。

【功　　效】 清热解毒。适用于腮腺部位有红肿热痛症状的患儿。

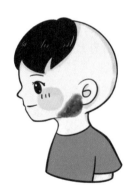

妙招二：青黛调制外敷

【操作方法】 将青黛焙干、研末，用鸡蛋清调匀，用纱布等包裹，外敷于双侧腮腺肿胀处，每日 2 次，需要连续外敷至腮腺肿胀消退。

【功　　效】 清热解毒。适用于腮腺部有红肿热痛症状的患儿。

小杏食谱

1. 疏风散热解毒汤

【原　　料】 黄芩 15 克，黄连 15 克，牛蒡子 5 克，连翘、玄参、板蓝根、龙胆草各 6 克，僵蚕、薄荷 (后下) 各 3 克，橘核、荔枝核、赤芍、泽泻各 10 克，山栀、大黄 (后下) 各 8 克。

【制　　作】 将上述原料 (薄荷、大黄除外) 煎煮 40 分钟，下入薄荷、大黄再煮 10 分钟。

【用　　法】 饭后食用。

【功　　效】 疏散风热，解毒透邪。适用于流行性腮腺炎并发睾丸炎，伴发热、腮肿坚硬、胀痛拒按的患儿。

2. 金银花粥

【原　　料】 金银花 50 克，粳米 50 克，冰糖适量。

【制　　作】 将金银花水煎，取药液同粳米煮熟成粥，放入冰糖调味。

【用　　法】 每日 1 剂，分 2~3 次服用，连服 7~10 日。

【功　　效】 清热解毒。适用于痄腮痛、咽喉肿胀疼痛的患儿。

3. 万寿菊银花粥

【原　　料】 万寿菊、金银花各 5 克，粳米 10 克，白糖适量。

【制　　作】 将万寿菊和金银花水煎去渣，加入粳米继续煮烂成粥，最后加白糖调味。

【用　　法】 每日 1 剂，连服 7~10 日。

【功　　效】清热解毒。适用于痄腮痛、咽喉肿胀疼痛的患儿。

 小杏叮嘱

小杏：得了流行性腮腺炎，孩子的护理很重要。

（1）应注意卧床休息，隔离至双侧的腮腺肿胀完全消退或发病后 10 日。

（2）不宜进食酸、辣及干硬的食物，以免刺激腮腺，使腮腺分泌物增加，刺激已红肿的腮腺管口，从而加剧疼痛。

 专家提醒

（1）流行性腮腺炎全年均可发病，但冬春季节是发病的高峰期，尤其是春季，发病较为集中，常在幼托机构、学校中聚集性发病。

（2）接种疫苗是预防腮腺炎最有效的方法，儿童应按时完成预防接种。

（3）流行性腮腺炎是腮腺炎病毒感染引起的，临床上以对症治疗为主，要注意并发症的观察与处理，如发现异常症状，应及时就诊。

（4）流行性腮腺炎重在预防，家中的空气应定时开窗通风，保持空气流通，在疾病流行期间，避免去人流量大的地方，出门时应注意佩戴口罩。

（5）对于发热时体温在 39℃ 以上的患儿，可在医生指导下使用退热药和清热解毒的中药。如果孩子出现高热不退、头痛头晕、腹痛呕吐、睾丸肿胀等表现，建议及时就诊。

第十七节　脐疝

今日早上，李奶奶在给刚满月
的孙子换尿不湿的时候发现，宝宝
的肚脐鼓出了一个包。家人吓坏
了，赶紧带宝宝来到医院，医生诊
断为脐疝，并推荐他们到新生儿护
理门诊咨询小杏护士。

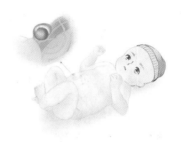

 小杏答疑

李奶奶：什么是脐疝？

小杏：脐疝又叫脐突，俗称"气肚脐"，古代医学典籍对此病
有记载。疝是指某一脏器通过周围组织较薄弱的地方而隆起，肚
脐突出的地方称为脐疝。

脐疝的主要临床表现是在脐部形成向外突出的肿物，多呈半
球形或圆柱状，肿物顶端有一小瘢痕，是为脐痕。肿物直径很少
超过 4 厘米，肿物的特点为可复性，即哭闹、咳嗽、直立时肿物
饱满增大，而且肿物触之较坚实。小儿安静或者家长用手按压
时，肿物缩小或者回纳入腹腔，并伴有肠鸣音。肿物缩小或回纳
后，局部留有松弛皮肤皱褶。

李奶奶：我们家宝宝为什么会得脐疝呢？是因为出生的时候
脐带没有剪好吗？

小杏：脐疝在新生儿及 6 个月以内的婴儿中多见，是先天性
发育问题，和剪脐带无关。脐疝主要是脐周腹壁组织发育尚未完
全、腹肌力量较弱或腹壁发育缺陷引起。宝宝出生后，脐带脱
落，肚脐周围的腹壁肌肉会慢慢地往中线合拢并闭合，在合拢的

过程中形成脐环，直至完全闭锁。但部分婴儿因脐环没有完全闭锁、脐部的瘢痕组织薄弱等，在大声哭闹、咳嗽、腹泻时，腹内压升高，腹腔的内容物，特别是小肠，连同腹膜、腹壁皮肤一起由脐部逐渐向外顶出，宝宝就会出现脐疝。

李奶奶：宝宝得了脐疝怎么办？

小杏：一般来说，脐疝对于宝宝并无痛苦和危害，随着年龄的增长和腹直肌逐步发育完善，约90%的宝宝的脐环在6个月内能逐渐缩小，直至闭合，大多数宝宝的脐疝会在1岁左右痊愈，因此脐疝是不需要特殊处理的。如果宝宝2岁后脐环还没有闭合，就需要接受手术治疗。如果脐疝出现了嵌顿等情况，容易出现肠道破裂，则须立即进行紧急手术修复。

小杏支招

李奶奶：在家要怎么护理脐疝宝宝，请你给我们指导一下吧。

小杏：脐疝宝宝日常生活中的观察护理非常重要，尤其要注意减少宝宝过度哭闹，避免腹内压升高。李奶奶，我来给您介绍几个脐疝的护理妙招吧。

妙招一：飞机抱安抚哭闹宝宝

【操作方法】　将宝宝放在床上，一只手从宝宝胸前穿过，托住宝宝的胸腹部，让宝宝的身体趴在这只手的前臂上，一只手确保宝宝头部侧过去，枕在家长的肘弯里。前臂收拢，让宝宝身体侧面靠在身上，防止宝宝翻出去。如果宝宝比较重的话，家长可以坐下来，让宝宝趴在自己的腿上，让宝宝的身体呈

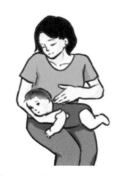

水平状态，一侧靠在家长身上，家长保护好另一侧，同时用另一

只手轻拍宝宝的背部进行安抚。

妙招二：脐部护理

【操作方法】一只手轻轻将脐带的结扎线提起，另一只手用75%的乙醇棉签擦拭脐窝和脐带根部的分泌物，使脐带与脐窝分开，然后用新的乙醇棉签由脐窝中心向外转圈擦拭2遍。

【注意事项】若棉签脏了，应及时换新的棉签，不能用脏的棉签反复擦拭。

妙招三：脐疝带

【操作方法】让宝宝平躺，在宝宝平静下来的时候，用软尺沿着宝宝肚脐一圈测量腹围，准备好疝包、脐疝带；将宝宝肚脐突出的部分轻揉进腹腔，固定好疝包，最后绑上脐疝带。

【注意事项】使用脐疝带时，要松紧适中，因为太紧会勒伤宝宝，太松又起不到好的效果，所以建议家长在医生的指导下给患儿使用专业的脐疝带。

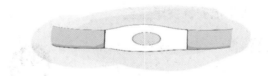

 小杏叮嘱

小杏：如果宝宝出现脐疝嵌顿的情况，要及时去医院就诊。脐疝嵌顿时宝宝会有如下表现。

（1）疼痛剧烈时，宝宝会大声哭吵，难以安抚。

（2）突出的脐疝变硬不能回纳。

（3）突出的位置有颜色的变化，如出现瘀血时呈暗蓝色，有感染时可见皮肤发红等。

（4）严重时宝宝会有发热、恶心、呕吐等症状。

小杏：如果经过上述调整，仍不能改善症状，建议您及时就诊。

 专家提醒

（1）大部分脐疝会随着患儿的生长发育而慢慢地愈合，但家长还是要给予一定的重视。

（2）少数脐疝可能发生疝气嵌顿，即突出的肠管被卡在脐环处。此时会有肿物变硬、有触痛、不容易回纳等症状；宝宝会有大声哭闹、不容易安抚的特点，常伴有呕吐、发热等症状，腹部 X 线片有肠梗阻征象。遇到这些情况时，家长应及早带孩子到医院就诊，以防被卡住的肠管发生坏死。

第十八节　婴儿湿疹

小木发现孩子最近总是大哭大闹，两只手在脸上抓来抓去，仔细一看，孩子脸部、颈部等地方都有小红疹。小木很担心，于

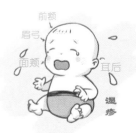

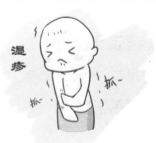

是带孩子去看医生，医生诊断为湿疹。此时她想起小杏是中医护理保健专家，于是立刻联系小杏。

 小杏答疑

小木：我孩子长了湿疹，什么是湿疹呢？

小杏：湿疹在临床上称为奶癣，出生后 2~3 个月常见，主要表现为皮肤红斑、米粒样丘疹、糜烂、渗液和结痂且边界不清楚，以前额、脸颊、耳后多见，严重时蔓延到手足和背部。

小木：引起湿疹的原因是什么呢？

小杏：引起湿疹的原因有很多，主要是以下两点。

（1）外界刺激：冷空气、花粉等过敏原可能造成过敏反应而引起湿疹。

（2）饮食不当：孩子进食鱼、虾等食物可能造成湿疹反复发作，加上孩子本身皮肤娇嫩，对刺激比较敏感，易患此病。

小杏支招

小木：在家中我可以帮孩子做些什么呢？

小杏：我给您介绍一下居家护理的方法吧。

妙招一：炉甘石洗剂外涂法

【操作方法】取炉甘石洗剂摇匀后，均匀涂抹于患处，每日 2~3 次。

【适用人群】适用于皮肤瘙痒者。

妙招二：中药外洗法（六味洗剂）

【操作方法】将生地榆 15 克、黄柏 15 克、苦参 15 克、藏青果 15 克、五倍子 15 克、苍术 15 克放入锅中，加水 1000 毫升，水沸后煎 20 分钟，去渣，待温度降至 38℃~40℃，湿敷于患处，每日 2 次，使患处保持湿润状态(湿敷 15~20 分钟)，每日 2 次，治疗 2 周。

 【小杏食谱】

1. 冬瓜薏苡仁汤

【原　　料】 冬瓜皮、薏苡仁各 30 克，车前草 15 克。

【制　　作】 将冬瓜皮、薏苡仁、车前草放入锅中，倒入适量水，煎煮，去渣取药液饮用。

【用　　法】 每日 1 剂，连服 7 日。

【功　　效】 清热，散风，解毒。适用于丘疹进展成水疱，疱疹有渗出性改变或有明显瘙痒感的患儿。

2. 红枣扁豆粥

【原　　料】 红枣 10 颗，白扁豆 30 克，红糖适量。

【制　　作】 将红枣、白扁豆加水煮熟，加入红糖后服食。

【用　　法】 每日 1 剂。

【功　　效】 养血祛风。适用于皮疹、皮肤粗糙甚至有蜕皮的患儿。

3. 荷叶粥

【原　　料】 粳米 50 克，荷叶 1 张，白糖适量。

【制　　作】 先以常规的方法煮粥，取鲜荷叶清洗干净，等粥将熟时覆盖在粥上，再微煮片刻，揭去荷叶，粥变成淡绿色，调匀食用，食时加白糖调味。

【用　　法】 每日 1 次。

【功　　效】 清暑热，利水湿。适用于皮肤出现红斑、丘疹甚至皮肤破溃有渗出液的患儿。

 小杏叮嘱

小杏：平时还应该注意以下几点，以预防湿疹复发。

（1）剪短指甲，避免抓伤皮肤；较小的婴儿可以戴上手套，年龄稍大一些的儿童可以用束带约束，注意松紧度。

（2）湿疹处避免刺激，不用热水或肥皂清洗。用清水清洗皮肤后，患处可涂氧化锌软膏。避免给孩子穿太多的衣服或包裹过严导致出汗而加重瘙痒。

（3）母乳喂养者，母亲应避免进食易引起过敏的食物。

（4）若怀疑孩子对牛奶过敏，可将鲜牛奶煮开2次以去除过敏原。已添加辅食的宝宝应多食富含维生素和矿物质的食物，比如鲜果汁、菜泥、果泥等，可增加营养，增强体质，但应注意避免食用过敏食物。

（5）居住环境温湿度适宜，不建议铺地毯，打扫卫生时最好用湿毛巾或吸尘器，避免尘埃飞扬而加重病情。

（6）切勿擅自使用激素类软膏，以免影响孩子发育。

 专家提醒

（1）家长应当学会辨别婴儿湿疹和痱子。痱子好发于夏季，且凉快后会自行消退，而湿疹一年四季均可见，冬春季节高发且不易痊愈。

（2）湿疹多为小儿皮肤屏障尚未发育完善导致，因此加强皮肤保湿是关键。轻度湿疹涂甘油或婴儿专用保湿霜即可，避免使用各种刺激性软膏。

（3）若经过以上保湿方法仍无好转或湿疹反复发作，可在医生指导下使用激素类软膏。家长不应盲目拒绝使用激素类软膏。

（4）对已患湿疹的患儿暂不能接种疫苗，尤其是卡介苗和流脑疫苗，且不要接触有传染病或疱疹的患儿，以免引起疱疹性湿疹，加重病情。

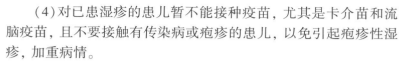

第十九节　高热惊厥

　　彤彤感冒发烧了，妈妈给彤彤测量体温，体温为 39.3℃，于是妈妈给彤彤喂了退热药。可是不久后，彤彤突然意识丧失，双目凝视，四肢强直，口吐白沫。妈妈非常害怕，用拇指按压彤彤的人中穴，并大声地呼叫彤彤。过了一会儿，彤彤渐渐清醒。妈妈很担心，带着彤彤去找李医生。

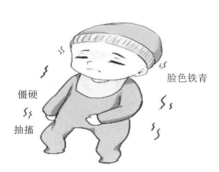

僵硬

抽搐

脸色铁青

　　李医生诊断为高热惊厥，并告知彤彤妈妈本病可能会再次发作，并让她带彤彤去咨询中医护理门诊的小杏护士。

小杏答疑

　　彤彤妈妈：李医生说彤彤是高热惊厥，什么是高热惊厥？

小杏：高热惊厥是婴幼儿时期最常见的神经系统症状，常发生在出生后 3 个月至 5 岁。临床主要表现为患儿高热时突然发生的全身或局部肌群的强直性或阵挛性抽搐，双眼球凝视、斜视、发直或上翻，伴意识丧失，有时伴有口吐白沫或牙关紧闭，呼吸暂停，面色青紫等。高热惊厥分为单纯型高热惊厥和复杂型高热惊厥。

彤彤妈妈：彤彤发生高热惊厥时，我应该怎么进行急救呢？

小杏：主要的急救措施如下。

（1）预防窒息：就地抢救，让宝宝平卧，头偏向一侧，松解衣服，清除口腔分泌物。牙关紧闭时，避免用力撬开牙齿。

（2）预防外伤：发作时，移开宝宝周围的硬物，勿用力按压或者牵拉四肢，防止坠床，应派专人守护。

（3）密切观察病情变化，注意观察宝宝的精神状态、体温、呼吸、脉搏、瞳孔、血压及大小便等，高热时积极采用物理方法或药物退热。

（4）保持室内安静，通风良好，避免接受外界刺激。

（5）发作缓解后迅速将宝宝送往医院，如宝宝发生持续性抽搐，超过 5 分钟不缓解，须立即拨打 120 急救电话。

 小杏支招

妙招一：穴位按摩

【操作方法】高热时按摩合谷、大椎、曲池、风池、迎香、涌泉等穴位。每个穴位顺时针按揉 1~2 分钟，手法注意先由轻到重，由浅到深，再由重到轻，由深到浅。

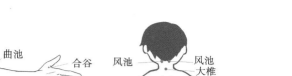

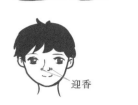

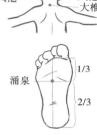

妙招二：中药敷贴

【操作方法】

（1）退热：①取绿豆50克研末，加鸡蛋清调和，制成小圆饼，用胶带裹敷于两侧涌泉穴，再用胶布固定，每日1次，每次敷6~8小时。②大黄、山栀、僵蚕各4份，牛膝2份，细辛1份。将上述药物研磨成细粉，每次取适量，加米醋调和，敷于双侧涌泉穴，每次敷4~6小时。

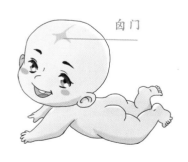

（2）止惊：①地龙3~5条，蜂蜜适量。将地龙洗净后捣烂，加蜂蜜调和，用纱布包裹敷于囟门，每次敷30分钟。②桃仁、杏仁、栀子7粒，飞罗面15克。将上述药物研磨成粉，加白酒调和，敷于双侧涌泉穴。

妙招三：中药茶饮

【操作方法】

（1）取龙眼肉 10 克，合欢花 3 克，炙甘草 2 克。将所有药物水煎，每日 1~2 次。

（2）取地龙 20 克，石膏、薄荷叶 12 克，郁金 6 克。将所有药物水煎，去渣，温服，每日 1 次。

 小杏食谱

1. 竹叶粥

【原　　料】淡竹叶 30 ~ 60 克，生石膏 45 ~ 60 克，粳米 30~60 克。

【制　　作】将淡竹叶洗净，加入石膏，倒入适量水煎煮，去渣，放入粳米，煮成稀粥。

【用　　法】温服。

【功　　效】清心泻火，利尿除烦。适用于高热惊厥的患儿。

2. 百合小米粥

【原　　料】干百合、红枣、花生、银耳各 6 克，小米 150 克，冰糖适量。

【制　　作】先将干百合、红枣和花生洗净，用清水泡发，再将银耳泡发备用，小米、银耳和花生放入锅内，熬成粥，加入红枣、干百合、冰糖，以文火熬 30 分钟即可。

【用　　法】分顿食用，连吃数日。

【功　　效】养心安神，健脾养胃。适用于体质虚弱、烦躁不安、不思饮食的患儿。

 小杏叮嘱

小杏：平时还应该注意以下几点，以预防高热惊厥。

（1）预防感染，避免与患病的人接触，勤洗澡、换衣，保持皮肤清洁，防止皮肤感染。

（2）劳逸结合，锻炼身体，养成良好的作息习惯。

（3）饮食清淡营养，多食新鲜蔬菜、水果。

（4）多晒太阳，保持室内空气流通，出门时应佩戴口罩，避免去人流量大的地方，根据气候变化增减衣服，避免感冒。

小杏：如果经过上述调整，仍不能改善症状，建议您及时就诊。

 专家提醒

高热惊厥小儿出现以下几种情况时必须及时就医。

（1）宝宝第一次出现高热惊厥。

（2）宝宝1岁之内发生高热惊厥。

（3）直系亲属尤其是父母有高热惊厥或癫痫病史。

（4）发作频繁的复杂性高热惊厥。

（5）复发的高热惊厥，但发作时的表现与以往显著不同。

（6）患儿惊厥持续30分钟以上，或两次发作间歇期意识不能完全恢复，为惊厥的危重型。因为惊厥时间过长可引起高热、缺氧性脑损害、脑水肿甚至脑疝。

第五章

其　他

第一节　婴幼儿喂养的指导

一、婴儿喂养的指导

宝宝自出生到满一周岁之前称为婴儿期。这个时期正是宝宝长身体非常快的阶段，是生长发育的第一高峰期。那么，对于宝宝的妈妈来说，肯定不想在这么一个关键的时期"掉链子"，可是或多或少又会为如何正确地给宝宝喂养而担心、苦恼。所以，我们给各位宝宝的妈妈在婴儿的喂养方面提供了一些指导。

（一）母乳喂养的指导

1. 时间

正常足月新生儿出生半小时内就可以让妈妈喂奶，因为早吸吮可以防止新生儿低血糖，早哺乳可以刺激母乳分泌，降低母亲产后出血的风险。

2. 方法

（1）喂奶前母亲要先洗手，再用温水将乳头洗干净，按摩乳房，然后慢慢挤出几滴奶，让宝宝吃。

（2）哺乳时母亲身体一定要放松，略向前倾，用一手掌托着宝宝的腰部或者臀部，手肘托在宝宝的颈背部，另一手四指支撑婴儿头部，让宝宝可以紧密地贴在母亲胸前专心吸吮。同时注意不要把宝宝贴得离乳房太近了，以免乳房堵住宝宝的鼻孔。

（3）在新生儿出生的第一个月里，喂母乳时一定要把孩子抱起来喂，坐着喂奶的时候尽量让自己的腰部靠在枕头或沙发垫上，减少受力。

（4）为了分泌足够的乳汁，妈妈应该让宝宝吃空一侧的乳汁后再换另一侧，如果您不能确定是否吃空，则每一侧乳房都让宝宝吸满 30 分钟。

（5）在哺乳的时候不要忘记和宝宝进行沟通，应用充满爱的眼神注视宝宝或者是用手轻轻抚摸宝宝，这些交流有助于宝宝身心愉快地成长。

（二）人工喂养的指导

1. 准备工作

家长先用微波炉或传统的煮沸消毒方法消毒奶瓶，再用温开水冲调奶粉，倒几滴奶在手腕内侧，检测奶的温度，以微温为宜。

2. 喂奶步骤

（1）人工喂养刚开始时，为了引导宝宝吮吸奶瓶，可用奶瓶轻轻触碰宝宝靠近母亲身体一侧的脸，宝宝便会转过头来并张开嘴；或者滴一两滴奶在宝宝的嘴唇上，先让尝一尝。

（2）喂宝宝吃奶时，家长应拿稳奶瓶，以免宝宝吮吸时拉动奶瓶。拿奶瓶时要前低后高，使奶瓶上部充满奶，而不是一半奶一半空气。

（3）如果宝宝在吃奶的过程中打瞌睡了，说明宝宝肠中有气，使其感到饱了，此时应帮助其排气，然后再接着喂奶。

（4）当宝宝喝完奶时，一定要从他嘴里拿出奶瓶。然后将宝宝抱直，在背部轻轻拍打，排除宝宝胃内的气体，以防溢奶。

（三）断奶的指导

1. 断奶的黄金时间

到了该断奶的时候未断奶，这不但会使宝宝对妈妈产生过度的依恋心理，还会让宝宝正确添加换乳期食品受到限制，造成营养不良，影响宝宝的体格、智力和心理等多方面的发展。但是，对于纯母乳喂养的宝宝，选择何时断奶、怎样循序渐进地断奶，还是有技巧的。

儿科专家建议在宝宝 10～12 个月时开始逐渐断掉母乳。完全断掉母乳的时间为 2 岁左右。

2. 宝宝断奶应该循序渐进

断奶是从宝宝第一次接触母乳以外的食物或者饮料开始，到宝宝最后一次哺乳而结束。在断奶的过程中，妈妈应该采取循序渐进的方式进行，不能突然停止给宝宝喂奶。因为突然断奶会让宝宝和妈妈都感到不适，甚至带来潜在的健康问题。而循序渐进的断奶方式可以让妈妈有机会采取其他形式的关注和爱来填补断奶所造成的缺失。常用的一些断奶方法有：短暂地分离一段时间、转换注意力等。此外，许多妈妈由于害怕宝宝坚持要吃奶而想和宝宝保持距离，但是在断奶的过程中，宝宝最需要的是确认自己仍然被爱着，所以不要刻意疏远宝宝。

3.断奶的注意事项

（1）先断白天再断夜晚。刚断奶的时候，宝宝对妈妈的乳汁会非常依恋，所以断奶时最好从白天开始。由于白天有很多吸引宝宝注意的事情，他们不会非常在意妈妈，但到了晚上，宝宝会格外依恋妈妈。

（2）先做体检再断奶。准备给宝宝断奶时，应将其带到保健科，做一次全面的检查。只有当宝宝身体状况良好、消化能力正常时，才能考虑断奶。

（3）宝宝生病时不要断奶。若恰逢宝宝生病、出牙，或是换保姆、搬家、旅行及妈妈要去上班等，最好先不要断奶，否则会增加宝宝断奶的难度。

（4）残酷的断奶方法会伤害宝宝身心。母乳带给宝宝的不仅是营养物质，还有妈妈带给他的信赖感和安全感。所以，断奶时不能采用仓促、生硬的方法，例如，让宝宝突然和妈妈分开，或突然断奶，或在妈妈的乳头上涂抹苦、辣的物质，带给宝宝不愉快的体验，等等。

（5）多花一些时间来陪伴宝宝。在断奶期间，妈妈应对宝宝格外关心和照料，并多留一些时间来陪伴、抚慰宝宝的不安情绪，切忌为了迅速断奶而躲出去，将宝宝交给别人喂养。

（6）爸爸帮宝宝度过断奶期。在准备断奶时，应充分发挥爸爸的作用，提前减少宝宝对妈妈的依赖。断奶前，妈妈可以有意识地减少与宝宝相处的时间，同时爸爸适当增加照料宝宝的时间。

（四）添加辅食的指导

无论是采取哪种喂养方式的婴儿，都应该及时添加辅食，从而满足婴儿生长发育的需要，同时可以逐渐增强婴儿的脾胃功能，逐渐适应普通食物的摄入。

根据世界卫生组织的建议，婴幼儿6个月以后应当开始添加适当的食物，同时继续母乳喂养到孩子2岁左右。

添加辅食需要遵循一些原则，比如由少到多、由稀到稠、由细到粗、由一种到多种，同时可以在婴儿健康、脾胃功能正常的基础上逐步添加辅食。

婴儿辅食添加的顺序见表5-1。

表5-1　婴儿辅食添加的顺序

月龄	可添加的辅食
1~3个月	果汁、菜汤、鱼肝油制剂
4~6个月	米糊、稀粥；蛋黄、豆腐、鱼泥、动物血；水果泥、菜泥等
7~9个月	粥、烂面条、饼干；全蛋、鱼、肉末等
10~12个月	稠粥、软饭、面条、馒头；碎肉、碎菜、豆制品等

（五）其他的喂养指导

1. 鱼肝油

为什么提倡给宝宝吃鱼肝油呢？鱼肝油的主要成分维生素A和维生素D，正是母乳中所缺少的。母乳中含有微量的维生素A，而几乎不含维生素D。维生素A对人体的作用主要是防治夜盲症和视力减退，以及促进机体发育等。如果缺乏维生素A，宝宝可能会出现干眼病、夜盲症或者发育不良。维生素D的功能主要是组成和维持骨骼的强壮，帮助人体吸收钙。如果宝宝体内缺乏维生素D，则可能引起佝偻病。与大多数维生素一样，维生素A可以从食物中获取，而维生素D除了可以从食物中获取外，还有一个更加简单、方便的获取途径，即晒太阳。充足的紫外线照射可以让宝宝自己合成身体所需的维生素 D。但在冬季，尤其是北方，日晒时间不足时，应适当添加鱼肝油制剂以补充维生素 D。

然而，过量添加鱼肝油也会给宝宝的健康带来不好的影响。维生素 A 是脂溶性维生素，如果每日摄入量多于每日需要量，多余的那部分会储存在肝脏中，当肝脏中储备的量足够多时，则可能引起维生素 A 中毒，出现恶心、呕吐、头痛、疲乏、出血等症状。如果维生素 D 摄入过量，同样会蓄积在体内，引起中毒，出现异常口渴、眼睛发炎、皮肤瘙痒、厌食、嗜睡、呕吐、腹泻等症状。

因此，如果是在阳光充足的季节，可以不用额外补充鱼肝油制剂，只要保证宝宝足够的日晒时间，以及从食物中摄入足够的维生素。在光照不足的冬季，则可以额外补充鱼肝油制剂，但要注意控制从鱼肝油和食物中摄入的维生素 A、维生素 D 的总量。

2. 动物血

若 6 个月左右的宝宝由于自身的原因出现贫血，家长可选择动物血给宝宝补血。那么，动物血的食疗怎么做？

（1）准备猪血 1 块，鸡汤 1 小杯，盐适量，淀粉一小勺。将猪血切成小块，将鸡汤加入淀粉、盐，搅拌均匀，将鸡汤加热，边加热边搅拌，然后加入猪血块煮沸，继续边加热边搅拌，这样就做成了血豆腐。家长可以将血豆腐搅拌成泥后加入粥中喂养宝宝，也可以放入面条中给宝宝吃。

（2）准备鸡血适量，猪血适量，大米少许，盐少许。锅中倒入水，煮沸，将大米清洗后放入锅中，再将猪血、鸡血放入锅中煮熟，碾成细小的颗粒，放入米粥中熬煮 10 分钟左右，煮熟后给宝宝喝。

动物血中铁含量较高，容易被人吸收，正在生长发育的宝宝多吃动物血，对缺铁性贫血有预防作用。对于挑食的宝宝，在不愿意吃东西的时候，家长可以做一些动物血给他们吃，这样既补充了铁元素，还解决了宝宝饥饿的状况。

二、幼儿喂养的指导

当宝宝从1周岁长到3周岁，这个时期就是通常所说的幼儿期。虽然这个时期的宝宝长身体的速度没有婴儿期快，但是这个时期的宝宝智能发育非常快。每个妈妈都希望自己的宝宝身体健康、聪明可爱，所以不要忽视这个阶段宝宝的喂养问题。

1.零食

幼儿在看见零食广告或者其他宝宝吃零食的时候，会对美味的零食产生浓厚的好奇心和兴趣，导致幼儿的饮食结构中出现零食偏多的不合理现象。但是，并不是说不能让幼儿吃零食，而是要注意吃零食的时间、零食的种类等问题。零食不是正餐，它是在两餐之间用来给幼儿补充能量和维生素。

第一，吃零食的时间有讲究。如果幼儿想吃零食，家长要在两餐之间为其提供零食，特别要注意的是，正餐前的零食应距离正餐2小时以上。因为幼儿的胃容量小，若吃零食的时间距离正餐太近，则会对幼儿吃正餐的食欲产生影响。妈妈们也要注意不要在睡觉前给幼儿吃零食，因为零食含有较高的糖量，容易损害牙齿。

第二，零食种类的选择要因人而异。尽量不给幼儿提供高糖量、高热量的零食。例如，膨化食品含糖量高、含热量高，会使幼儿的饱腹感增强，同时这些膨化食品不容易被消化，会给幼儿尚未健全的消化系统造成损伤。

那么，可以选择什么样的零食呢？对于比较胖的幼儿，一定要选择低糖、富含纤维素、富含维生素的零食，如西红柿、猕猴桃等含糖量低的水果；对于比较瘦弱的幼儿，可以选择消食健脾的零食，如糖葫芦、山楂片等。

2. 乳酸饮料

有些妈妈们可能觉得乳酸饮料和纯奶是一样的，甚至因为幼儿喜欢喝口感好和口味好的乳酸饮料，而用乳酸饮料代替纯奶，这是一种不正确的做法。实际上，乳酸饮料所含有的营养物质比纯奶低，而含糖量比纯奶高，因此乳酸饮料不仅不能满足幼儿的营养需求，反而会影响幼儿的正常食欲。因此，幼儿只能将乳酸饮料作为零食，不能当作正餐或者在正餐前 1~2 小时饮用。

3. 水果

妈妈们可以给幼儿吃适当的水果，但是这些水果要注意洗干净、去皮。如果给幼儿喂食葡萄、樱桃、龙眼、枇杷等又小又圆还带籽的水果时需要特别小心，因为这些水果很容易让幼儿发生呛噎、窒息等危险。如果给幼儿喂食菠萝、杧果等水果，为了避免幼儿吃后出现皮肤瘙痒等过敏现象，可以在喂食这些水果前适当地煮一煮。在水果种类的选择上，最好给幼儿喂食普通的水果，如香蕉、橘子、苹果、梨子等，因为这些水果有助于减少过敏现象的发生。需要注意的是，有些水果如果喂食过多会影响幼儿的健康。例如，喂食的橘子过多，会引起幼儿的皮肤发黄，严重者还会出现恶心、呕吐、四肢无力等症状。因为橘子里含有较丰富的胡萝卜素，而在短期内大量摄入胡萝卜素后会导致高胡萝卜素血症。关于喂食水果的时间，最好选择在喂奶或吃饭之后，因为水果含糖量高，容易影响幼儿的食欲。

4. 动物肝脏

动物肝脏在日常食谱中是比较常见的，既营养又含有丰富的维生素 A，但是并不是说吃得越多越好。动物肝脏中含有维生素 A 虽然是幼儿生长发育中不可缺少但又容易缺乏的营养素，但是喂食过多的动物肝脏也会影响幼儿的身体健康。妈妈们如果了解过肝脏，就会知道肝脏是一个解毒器官，动物肝脏中含有较多的有毒物质。因此，对于1~1.5岁的幼儿，每日食用12克左右的动物肝脏即可。

5. 鸡蛋

鸡蛋在我们的日常生活中十分常见，许多家长认为鸡蛋很有营养，为了让自己家的宝宝的身体能够长得更加健壮，几乎每顿饭都会给宝宝吃鸡蛋，这种做法非常不科学。由于宝宝在3岁之前，胃肠道的消化功能不是很完善，各种消化酶分泌得也比较少，此时喂食过多的鸡蛋会增加宝宝的胃肠道负担，严重者还会出现营养不良性腹泻。根据营养学专家的建议，1~2岁的宝宝，每日或者隔日喂食1个全鸡蛋；2岁以上的宝宝，每日摄入1~2个鸡蛋。

6. 糖类食品

宝宝不宜食用过多的纯糖食物，如糖果、巧克力等，因为食用过多的糖类食品会影响宝宝的食欲，造成营养不良。因此，在正餐前要禁止宝宝食用纯糖的食物。

那么像白糖这种食品该怎么食用呢？其实1岁以后的宝宝是可以适当地食用一些白糖的，但是一些妈妈们认为葡萄糖比白糖好，从而用葡萄糖代替白糖，这是一种错误的做法。宝宝摄入的食物中，碳水化合物占很大的比重，而这些碳水化合物就是糖类，在人体内可转化为葡萄糖。因此，宝宝不宜直接摄入过多的葡萄糖，更不能用葡萄糖代替白糖或者其他糖类。如果常用葡萄糖代替白糖或者其他糖类，宝宝肠道中的双糖酶和消化酶就会失去作用，长此以往会使消化酶分泌功能下降，导致宝宝的消化能力减退，从而影响宝宝的生长发育。

第二节　常见膳食方

一、婴幼儿常见膳食方

1.水果泥

【原　　料】土豆 1 个，红萝卜数片，香蕉 1 段，苹果、木瓜、梨各 1 片，溶牛油 3 克。

【制　　作】①将土豆与红萝卜去皮、洗净，切成薄片，分别加两碗水煮至软身，红萝卜水可给婴儿制作蔬菜汁，土豆水可用来调制果糊。②将土豆沥水后，压成糊，加入溶牛油拌匀。③将红萝卜、香蕉、木瓜分别压成泥状；苹果、梨可用小匙挖出果肉，然后混合土豆糊同吃。

【用　　法】每日 1 次。

【功　　效】补充维生素，增强体质。适用于 4~6 个月的婴儿。

2.鹌鹑山药粳米粥

【原　　料】山药粉 10 克，鹌鹑 1 只，粳米 30 克。

【制　　作】①将粳米洗干净，用水浸泡约 2 小时；鹌鹑去皮、去内脏，洗净后切成大块，不用加腌料，可用经消毒的煲汤袋盛放。②将粳米、山药粉连水一起放入锅内，武火烧沸，加入装有鹌鹑的袋子，煮沸后改用文火煲约 45 分钟。

【用　　法】每日 1 次。

【功　　效】健脾开胃，补益脾胃，强壮身体。适用于小儿日常服用，增强营养。

3. 木瓜果泥

【原　料】木瓜、苹果、西瓜、香蕉、香瓜各50克。

【制　作】将水果洗净后去皮、去籽；用汤匙刮取果肉，放入搅拌器，搅成果泥，倒出，装碗食用。

【用　法】每日1次。

【功　效】清暑热，理气，润肠胃。适用于夏季饮食不佳、食欲缺乏、营养不良的小儿。

4. 冬瓜雪蛤羹

【原　料】雪蛤膏25克，粟粉3克，冬瓜250克，姜4片，葱5克，火腿上汤500毫升，食盐适量。

【制　作】①将冬瓜去皮，刨冬瓜泥。②雪蛤膏浸开，除去杂质，以姜、葱、水煮约1分钟，沥干。③把冬瓜泥、雪蛤膏、粟粉、火腿上汤放入煲内，煲约1小时，加入食盐调味即成。

【用　法】每日1次。

【功　效】性质软滑，容易消化。适用于9~12个月的婴儿夏季食用。

5. 山药白饭鱼蒸蛋

【原　料】山药粉10克，鸡蛋1个，白饭鱼50克，胡萝卜适量。

【制　作】①将胡萝卜去皮，放入沸水中煮2~3分钟，切成粒，再放入沸水中汆烫。②将白饭鱼焯水，以去腥味，捞起，切碎。③将鸡蛋打散，与山药粉、白饭鱼同放入深碟内，倒入适量清水拌匀，用武火蒸约5分钟，待蛋熟后加入胡萝卜即成。

【用　法】佐餐食用。

【功　效】补益脾胃，强壮身体。适用于小儿秋季食用，保健强身，增强营养。

【宜　　　忌】有实邪病证者忌食。

6. 牛奶麦片粥

【原　　　料】麦片 100 克，黄油 10 克，牛奶 30 毫升，砂糖 100 克，食盐适量。

【制　　　作】将麦片放入锅内，加水浸泡 30 分钟，用武火煮沸，放入牛奶，再煮 10 秒后加入砂糖、黄油、食盐，最后煮 20 分钟左右至麦片熟透。

【用　　　法】早餐或夜宵食用。

【功　　　效】补益脾胃，强壮身体。适用于 10~12 个月的婴儿秋季食用。

7. 陈皮牛肉粳米粥

【原　　　料】陈皮适量，粳米 100 克，牛肉 200 克，食盐、淀粉各 3 克，糖、葱、酱油各 4 克，植物油 15 毫升。

【制　　　作】①将粳米洗净，放入锅内，加入 800 毫升水，置武火上煮沸后放入陈皮同煮。②将牛肉洗净，切碎，剁烂，并用淀粉、植物油、酱油调匀成糊状。③粥煮 25 分钟后，将牛肉糊下锅，待煮沸时，调入食盐、糖、葱即可。

【用　　　法】作主食。

【功　　　效】补脾胃，益气血，强筋骨。适用于小儿冬季食用，可增强免疫力。

8. 黄花蒸猪肝

【原　　　料】猪肝 250 克，黄花 30 克，木耳 40 克，姜、葱各 5 克，食盐、淀粉各 3 克，酱油 3 毫升，料酒 6 毫升，味精 2 克，胡椒粉 1 克，白糖 4 克，熟花生油 10 毫升，高汤适量。

【制　　作】①将猪肝洗净，切成片，黄花洗净，切段，葱切成马耳形，姜去皮，切成片，木耳择洗干净。②将酱油、熟花生油、食盐、料酒、胡椒粉、白糖、味精、淀粉、高汤放入碗内，对成芡汁，将猪肝片放入汁中。③把黄花段、木耳拌匀，铺放在盘内，然后在上面放入猪肝片，入笼蒸 10 分钟即成。

【用　　法】每日 1 次，佐餐食用。

【功　　效】补肝明目，养血。适用于小儿冬季保健食用。

9. 白菜肉丝粥

【原　　料】猪瘦肉 50 克，大白菜 150 克，粳米 50 克，花生油 4 毫升，食盐 1 克，葱、蒜各 5 克。

【制　　作】①将猪瘦肉洗净，切成丝，大白菜洗净，切成丝，粳米蒸成饭，葱斜切，蒜切末。②锅内加入花生油，烧热，放入葱、蒜爆香，放肉丝炒熟，再加入白菜丝，继续炒至菜呈半熟程度，加入粳米饭和适量水煮沸，用文火慢慢煮 40 分钟，最后加入食盐调味即成。

【用　　法】作主食。

【功　　效】通利肠胃，解酒消食。适用于食积的患儿。

10. 冬瓜瘦肉包

【原　　料】猪瘦肉 50 克，冬瓜 400 克，面粉 450 克，发酵粉 80 克，酱油 8 毫升，食盐 8 克，姜末、葱末各 5 克，味精 3 克，香油 4 毫升。

【制　　作】①将面粉、发酵粉放入盆内，加温水适量，揉匀发酵，发至八成开时，加碱揉匀，除去酸味，掐成 20 个面坏。②将猪瘦肉剁成泥，加酱油、味精、香油、姜末、葱末搅匀待用。③将冬瓜去皮，剁成细末，加食盐拌均匀，盛入纱布中挤去部分水分，加入肉馅调拌均匀。④锅内加水烧开，将 20 个面坏压成直径为 9 厘米的圆皮，放上馅，包成菊花顶包，捏紧包口，放入蒸笼里，用武火蒸 8 分钟即成。

【用　　法】作早餐。

【功　　效】利水消肿。适用于 2～15 岁的儿童减肥食用。

11. 虾仁土豆饼

【原　　料】土豆 500 克，虾仁 50 克，葱、姜各 10 克，食盐 8 克，味精 1 克，香油 5 毫升，面粉 500 克。

【制　　作】①将土豆去皮、洗净后剁成细馅料，加食盐、味精、香油调匀；虾仁剁细，葱、姜切成末，调拌均匀，然后和土豆馅调在一起。②面粉用温水调好、调匀，掐成 80 个坯；将面坯擀成薄片，包上馅，即成生水饺。③待锅内水烧开时下入水饺，用勺慢慢推动，待水饺浮起时将锅盖盖好煮熟，盛出即可。

【用　　法】作主食。

【功　　效】宽肠养肌。适用于 2～15 岁的儿童减肥食用。

12. 素拌鲜莴笋

【原　　料】莴笋 250 克，香油、食盐、味精各适量。

【制　　作】将莴笋切成细丝，加入食盐，搅拌均匀，去汁；把味精、香油放入拌匀即可食用。

【用　　法】每日 1 次，佐餐食用。

【功　　效】清热利尿。适用于 1～12 岁的儿童夏季减肥食用。

13. 豆芽炒鸡肉

【原　　料】豆芽 300 克，鸡脯肉 100 克，鸡蛋清约 40 克，香菜茎 5 克，生粉 10 克，花椒粒 10 粒，香油 12 毫升，味精、盐各 3 克，醋、料酒各 10 毫升，植物油 35 毫升，姜、葱各 5 克。

【制　　作】①将鸡脯肉洗净后切成细丝，加入盐、生粉、蛋清，腌匀；锅内加水烧开，加葱、姜、料酒烧至八成热后，下入鸡肉丝，划开，浸渍入味，煮熟捞出沥去水分。②炒锅内加入植物油，烧至三成热时加入姜、葱、花椒粒炸出香味，加入豆芽、盐、醋翻炒，加入鸡肉丝、味精、香油、香菜茎颠翻均匀即成。

【用　　法】每日 1 次，佐餐食用。

【功　　效】温中补脾。适用于 1~12 岁的儿童秋季减肥食用。

14. 山药薏苡仁鸭

【原　　料】薏苡仁 20 克，山药 30 克，鸭肉 100 克，姜 10 克，料酒 15 毫升，胡椒粉、盐各 1 克，葱白半条，花生油 5 毫升，水淀粉 5 克。

【制　　作】①先将鸭肉放入沸水锅中去血水，切成长方块；姜洗净、拍破，葱白洗净、切段；薏苡仁淘洗干净，浸透；山药洗净、切片。②炒锅上火，放入花生油烧至七成热，放葱、姜煸出香味，放入薏苡仁、山药片煮 1 小时，倒入适量水后再放入鸭肉、盐、胡椒粉、料酒，继续烧至烂熟，勾入水淀粉即成。

【用　　法】每日 1 次，佐餐食用。

【功　　效】滋阴清热，补肾健脾。适用于婴幼儿秋季减肥食用。

15. 薏苡仁杏仁粥

【原　　料】薏苡仁 30 克，杏仁 10 克，粳米 100 克。

【制　　作】①将薏苡仁、杏仁、粳米洗净。②将粳米、薏苡仁、杏仁放入锅内，加水适量，用武火烧沸，再改用文火煮 40 分钟即成。

【用　　法】 每日 1 次。

【功　　效】 健脾渗湿。适用于婴幼儿冬季减肥食用。

16. 橘饼粳米粥

【原　　料】 橘饼末 10 克，粳米 50 克。

【制　　作】 将粳米洗净，放入锅中煮粥，煮至半熟后放入橘饼末同煮至熟。

【用　　法】 每日 1 次。

【功　　效】 健脾理气。适用于婴幼儿冬季减肥食用。

二、妈妈常见膳食方

1. 归芪鲤鱼汤

【原　　料】 鲤鱼 1 条，当归 10 克，黄芪 30 克。

【制　　作】 将鲤鱼洗净，去内脏和鱼鳞，与当归、黄芪同煮。

【用　　法】 每日 2~3 次，每次一小碗。

【功　　效】 补气、养血、通乳。适用于产后乳少、面色无华、神疲食少者。

2. 莴苣子粥

【原　　料】 莴苣子 10~15 克，生甘草 3~5 克，糯米或粳米 100 克。

【制　　作】 先将莴苣子捣碎，与生甘草同煎，取汁，去渣，入糯米或粳米煮成稀粥。

【用　　法】 每日 2~3 次，每次一小碗。

【功　　效】 健补脾胃，疏通乳汁。适用于产后体虚乳少或乳汁不通者。

3.黄豆花生猪蹄粥

【原　料】猪前蹄1只，花生50克，黄豆50克，小米50克。

【制　作】将猪蹄煮至熟烂，去蹄取汁，入花生、黄豆及小米，共煮为粥。

【用　法】空腹服食。

【功　效】益气活血，通利乳汁。适用于产后乳少、面色苍白、神疲乏力者。

4.鲇鱼蛋羹

【原　料】鲇鱼1条(约500克)，鸡蛋2个，佐料适量。

【制　作】将鲇鱼去内脏，洗净，加适量水煮汤；待煮沸后，放入2个鸡蛋，熟后调入佐料。

【用　法】顿服，每日2次。

【功　效】健脾补血，益气通乳。适用于产后气血不足、乳少、面色苍白、气短懒言者。

第三节　意外伤害预防

一、烫伤

烫伤是各种火焰、无火焰的高温液体(沸水、热油、汽油、强酸液体、强碱液体)、固体(烧热的金属)等造成人体组织损伤。现实生活中存在很多危险因素，烫伤是小儿常见的安全隐患之一，主要是因为小儿的自我认知能力不足。轻者会造成小面积烫伤，严重者会造成全身严重伤害。

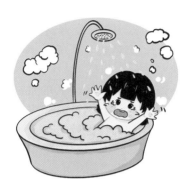

(一)常见病因

(1)小儿自我保护意识不强。
(2)家长看护不到位，小儿接触化学药品等。
(3)冬季未正确使用取暖设备。
(4)小儿淋浴时未注意水温。

(二)预防原则

(1)加强小儿防烫伤安全教育。
(2)家长将易烫伤物品放置于小儿不易接触的地方。
(3)将化学物品等上锁，避免小儿接触。
(4)在家长监护下正确使用取暖设备，禁止小儿单独使用。

(三)处理措施

(1)降温处理。家长应用流动清水对烫伤部位进行冲洗，冲洗20~30分钟。若四肢被烫伤时，可将烫伤部位浸泡在冷水中，以缓解烫伤处的疼痛症状；若胸口、面部等部位被烫伤时，不可用凉水冲洗，可用多条毛巾轮流湿敷。若烫伤部位出现水泡，则不可直接用冷水冲洗，以免水泡破裂造成感染。

（2）清创处理。经降温处理后，家长应帮助被烫伤的小儿立即脱去被热水浸透的衣服。若无法直接脱去，则用剪刀剪开衣物。若衣物与烫伤处皮肤粘连在一起，则须将未粘连的衣物剪去。

（3）冷疗处理。冷疗是用温度较低的水冲洗烫伤部位，达到降温、减少余热的目的，避免余热对局部皮肤造成二次伤害。若儿童烫伤部位较大，应立即前往医院行进一步处理。

（4）转送处理。烫伤部位出现水泡等情况时，家长在做好降温、清创与冷疗处理后，应用干净毛巾、保鲜膜等覆盖在烫伤处，并尽快将烫伤小儿送往医院行进一步处理。

（5）其他。小儿发生烫伤后，家长不可用香油、酱油、牙膏等涂抹烫伤部位，同时也不可用紫药水等有色药物涂抹烫伤处，以免影响医生的诊治。

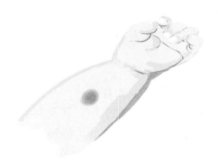

二、动物咬伤

动物咬伤是人体被动物的上下颌牙齿咬合所导致的损伤，在攻击和防御时形成。由于各类动物牙弓形态、牙的排列和疏密程度不同，又会有牙齿修复、脱落等变化，所以牙的咬痕具有很强的个体特异性。常见的动物咬伤分为蛇咬伤、犬类咬伤、蜂类咦伤。

（一）常见病因

（1）家长看护不到位。
（2）小儿安全意识不够，导致被家里饲养的动物咬伤。
（3）家长对户外活动危险性预见不足。

（二）预防原则

（1）去野外游玩时，应避免穿着彩色衣物，以免招惹蜂类。
（2）户外活动时，穿长衣长裤，禁止用手掏蛇洞、鼠洞等。
（3）加强小儿安全防护意识，做好安全防护措施。

（三）处理措施

1. 蛇咬伤

蛇咬伤后通常在咬伤处留下细小的牙印，家长应立即于小儿肢体近心端处采取止血带结扎，阻断血流和淋巴回流，从而阻滞或延缓毒物吸收，但应注意不能让止血带远端的脉搏消失，每15~20分钟放松1~2分钟，以免引起肢体坏死。

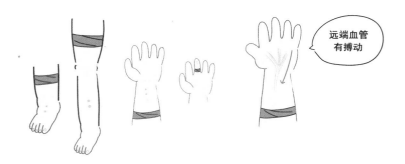

远端血管
有搏动

2.犬咬伤

人体皮肤、黏膜被狗咬出细小的牙印或破损后，咬伤部位应及时用清水冲洗或刷洗 30 分钟，以最快的速度将沾在伤口上的狂犬病病毒冲洗掉。冲洗前先挤压伤口，除去带毒液的污血，禁止用嘴吸吮伤口处的污血。若伤口外口较小，应让伤口内部充分暴露直至冲洗干净；若伤口较深，则可用牙刷、纱布和浓肥皂水反复刷洗伤口，并及时用清水冲洗干净，刷洗至少要持续 30 分钟。冲洗干净后，用碘酊或 75% 的乙醇对局部伤口进行消毒，并立刻去医院注射狂犬疫苗。

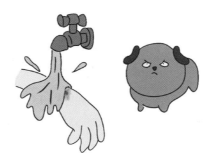

3.蜂类蜇伤

不同的蜂种分泌的毒汁成分不同。被黄蜂、蜜蜂蜇伤后，一般只会在蜇伤的部位出现红、肿、热、痛，数小时后可自行消退，疼痛严重者应前往医院行专业处理。被蜂刺伤后，如创口内有折断的蜂刺，可用消毒的针或小刀片挑出，在家里也可以用胶布粘贴法取出蜂刺，但是不能挤压。

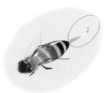

蜂类分泌毒素

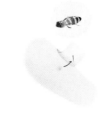

用胶布粘贴法将刺粘出来

三、切割伤和擦伤

切割伤是指皮肤、皮下组织或深层组织被玻片、刀刃等划伤。伤口较为整齐且面积较小，但出血相对较多，严重者可切断肌肉、神经、大血管，甚至出现肢体离断。

擦伤是钝性致伤物与皮肤表皮层摩擦形成以表皮脱落为主的损害，是开放性伤中较轻柔的一类。擦伤多发生于坠地、钝器打击、交通事故等。小儿擦伤的常见部位是膝盖和肘部，若儿童发生意外擦伤时，应及时处理伤口，避免造成感染。

（一）常见病因

（1）家长安全教育不到位，小儿自我保护意识较差。
（2）安全设施不完善。
（3）机器或车辆暴力作用。
（4）玩弄尖锐、有角或有边缘的玩具。
（5）室内玻璃或菜刀等锐器放置欠稳妥。

（二）预防原则

（1）家长树立小儿安全意识，加强小儿安全教育。
（2）完善相应的安全设施，加强小儿安全防护。
（3）给小儿选购无尖锐、边缘的玩具。

(4)妥善放置菜刀等锐器。

(三)处理措施

(1)给予小儿心理安抚,缓解不安情绪。

(2)若擦伤面积较小或擦伤仅少量出血时,家长可在家进行伤口消毒,待其自然止血;若擦伤面积较大或出血不止时,则须消毒伤口后加盖敷料包扎止血;若擦伤面积较大且伤口被污染时,家长应选用干净的水或消毒水进行处理,确保伤口清洁。

(3)家长在小儿发生切割伤后应保持冷静,用凉白开水或0.9%氯化钠溶液冲洗伤口,涂抹抗生素软膏,并用无菌纱布覆盖伤口。

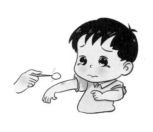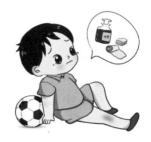

小面积出血处理　　　　　大面积出血处理

(4)若切割伤伤口较大,则应压迫止血,注射破伤风疫苗;若压迫伤口的时间超过5分钟、伤口较深、伤口长度超过2厘米或者怀疑伤及神经时,应尽早去医院进行缝合。

四、中毒

小儿发生中毒的因素有很多,如一氧化碳(carbon monoxide,CO)中毒、皮肤接触有毒物质或口服有毒物质等,中毒后的表现、后果的严重程度取决于毒物的种类、毒物摄入的剂量、毒物持续时间的长短,具体表现为呼吸、神经和消化等系统的症状。中毒后应严密注意病情如神志、呼吸和循环状态，对病重患儿应边检查边抢救，清除未被吸收的毒物。

(一)常见病因

(1)口服有毒物品：食物中毒、农药和药物中毒等。
(2)吸入有毒气体：长时间处于CO环境中，接触工业有毒气体。
(3)接触有毒物质：接触腐蚀性物品和非腐蚀性物品。

(二)预防原则

(1)家长应增强自身及小儿防中毒安全意识。
(2)避免接触农药等有毒物质。
(3)二氧化硫(sulphur dioxide，SO_2)、CO、甲烷(methane，CH_4)、高浓度二氧化碳(carbon dioxide，CO_2)等为常见的有毒气体，家长应避免小儿接触可能散发有毒气体的设备，冬季用煤炉取暖时要注意室内通风。
(4)食用新鲜的食物，尽量不食隔夜的饭菜，禁食发芽的马铃薯等有毒食品，不随便采食野生植物。
(5)严格掌握药品的使用方法。

(三)处理措施

(1)皮肤接触有毒物质时，要立刻脱去被弄脏的衣服，用清水冲洗被污染的皮肤，对不溶于水的毒物可用合适的溶剂清洗，如酸性物用稀肥皂水，碱性物用醋。腐蚀性毒物不能用中和剂。当毒物溅入眼睛内，应立刻用0.9%氯化钠溶液或清水冲洗至少5分钟。

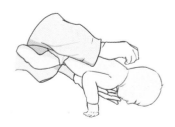

保持呼吸道通畅

（2）对于吸入有毒气体的小儿，家长应迅速带其撤离污染区，呼吸新鲜空气或氧气，必要时进行人工呼吸。对于昏迷的小儿，家长应注意舌根和喉部水肿引起的窒息，使其保持呼吸道通畅，若呼吸道有分泌物或呕吐物堵塞，应立即清除口鼻腔异物。

（3）口服毒物的清醒小儿，若无严重消化性溃疡、心脏病或惊厥等病史，可用手指、筷子等刺激咽喉部，使其呕吐。

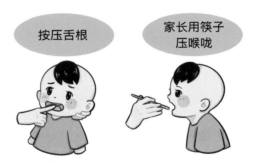

五、误食

小儿好奇心强，自我保护意识较弱，可能误食果核、花生仁等体积较小的食物，小儿玩具的零部件，纽扣，药物等。据统计，80%~90%的异物可经消化道自行排出。

（一）常见类型

（1）误食异物。
（2）误食药物。

（二）常见病因

（1）小儿自我保护意识及能力欠缺。

（2）家长在小儿哭闹时喂食。

（3）小儿往嘴里塞小物品。

（4）家长未及时检查小儿的玩具是否合适。

（5）家庭药箱中的药物随处乱放。

（三）预防原则

（1）增强小儿自我保护意识及能力，锻炼其分辨能力。

（2）禁止在小儿哭闹时喂食。

（3）妥善放置小物品，帮助小儿树立危险意识。

（4）根据小儿年龄选择适宜的玩具。

（5）注意管理家庭药箱及零散的药物，做好标记并放置在小儿不易触及处。

（四）处理措施

（1）发现小儿误食，家长应镇定、不慌张，保持冷静与理智，不能单纯地训斥，应鼓励小儿自行排出异物。

（2）及时询问小儿误食的异物的形状，有无不适感，如咽喉疼痛、腹部疼痛等。

（3）采取正确的方法帮助小儿排出异物，如海姆立克急救法。

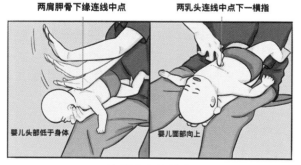

海姆立克急救法

（4）若小儿误服药物，应及时询问其误食的药物的名称及时间，密切观察其有无不适，注意其有无药物不良反应。

（5）若小儿误服异物，应认真观察小儿大便中有无异物排出，大便颜色是否正常，若大便颜色变黑或者带血，则立即带小儿前往医院治疗。

六、异物误吸

小儿牙齿尚未完全萌出，咀嚼和协调的吞咽功能不完善，异物（如花生、豆类、瓜子等）可存留在喉咽腔、喉腔、气管内，引起声音嘶哑、呼吸困难等情况。因右支气管较粗短长，故异物易落入右主支气管。75%的气管异物发生于2岁以下的儿童，属于生活中常见的急重症之一。

（一）常见病因

（1）小儿吞咽功能发育不完全，进食过程中嬉笑玩耍。
（2）小儿进食带核的食物时，家长未加强看护。
（3）家长采用不科学的喂养方式。
（4）小儿误将纽扣、小玩具等吞入气道。

（二）预防原则

（1）加强小儿进食礼仪教育，改掉进食过程中的坏习惯。
（2）密切观察小儿进食全过程，防止发生意外。
（3）家长应建立科学的喂养习惯，使小儿养成健康的生活方式。

（三）处理措施

（1）发现小儿气道梗阻时，迅速冲击上腹部让膈肌瞬间抬高，肺内压骤然升高，形成人工咳嗽，将气道内异物冲击出来，解除梗阻。

（2）意识清醒并能配合的小儿发生气道梗阻时，施救者站在小儿身后或者坐在凳子上，身体紧贴小儿后背，将一只手握拳置于小儿脐上一横指，另一只手重叠放在小儿脐上，连续用力快速向上腹部后上方冲击，直到排出气道内异物。

异物卡喉自救
互救方法

（3）采用弯腰拍背法，嘱小儿咳嗽，同时弯腰，施救者拍击小儿背部，利用重力作用排出异物。

（4）家长用手指或牙刷等伸进小儿口腔，刺激舌根部，该方法适用于气管异物靠近喉部者。

七、电击伤

电击伤，俗称"触电"，指一定量的电流通过人体，造成全身性或局部性损伤与器官功能障碍，人体遭受电击的后果主要取决于电流大小和持续时间。

（一）常见病因

（1）小儿将浴室里的水溅到电插座或用湿手触碰电插板。

（2）不在使用状态的电器未及时断电。

（3）未及时收纳不常使用的旧电插板。

（4）未及时更新家里的老旧电器。

（5）户外运动遇到高压电时，不懂得及时躲避高压电场。

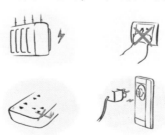

（二）预防原则

（1）加强小儿用电安全教育，树立安全意识。

（2）做好相应的用电安全防护，浴室内应安装防水插板，将危险电器放在小儿不易触及处。

（3）雷雨天气尽量避免外出。

（4）若户外活动时偶遇雷雨天气，不要停留在大树下等处，避免佩戴金属饰品，应立即停止行走，两脚并拢并下蹲，同时双手抱膝，胸口紧贴膝盖，尽量低头，因为头部比其他部位更易遭到雷击；在户外看到高压线遭雷击断裂，此时应提高警惕。

（三）处理措施

（1）及时识别触电后表现。触电后常出现皮肤灼伤，触电后可出现呼吸、心跳及脉搏极其微弱的"假死状态"，切勿将触电后的身体强直认为是"尸僵"而停止抢救。轻型触电可出现局部麻木、头晕及一过性疼痛等；重型触电则可出现心律失常甚至心脏骤停。

（2）发现小儿触电后，须快速关闭电源，手拿干燥的塑料棍、木棍等绝缘体将小儿和导电体分离。

（3）立即拨打120急救电话。若发生身体烧伤，应立刻用冷水冲洗、浸泡烧伤部位20分钟，再用干净的布料覆盖创口，并及时前往医院就诊。

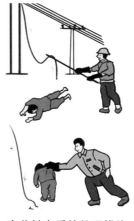

小儿触电后的处理措施

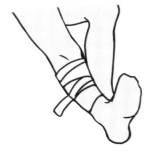

用干净布料覆盖伤口

八、溺水

溺水是指落水者呼吸道及肺部被水等液体堵塞,引起缺氧及窒息,严重者造成呼吸停止、昏迷。3 岁以下小儿意外伤害的首要原因是溺水,夏季是溺水的高发季节。

(一)常见病因

(1)疲劳:游泳时间过长,二氧化碳呼出过多,出现头晕甚至意识障碍,从而发生溺水。

(2)肌肉痉挛:冷水刺激或过度呼吸易导致腿部肌肉抽搐,发生溺水,表现为上身背屈,肢体抽动,眼球凝视。

(3)饥饿:小儿游泳前未进食,导致低血糖症状发生,出现面色苍白、手足轻微抽搐等症状。

(4)疾病(癫痫、心脏病、哮喘等)发作表现为以肌肉持续而强有力的收缩为特征,使躯干或肢体维持一定的姿势,发作持续时间为 5~20 秒。

(5)安全意识欠缺，误入深水区。

(6)游泳前未进行热身运动。

(二)预防原则

(1)小孩最好能在家长陪同下去正规机构学习游泳，家长应告知，发生紧急情况的时候要及时向周围环境发出求救信号。

(2)外出游玩时，家长做好看护工作，备好小儿的游泳用具，防止小儿私自下水，禁止小儿在饥饿状态下游泳。

(3)家长掌握心肺复苏等急救知识，及时识别突发状况。

(4)小儿下水游泳前做好热身运动，不熟悉的水域不下水游泳。

(三)处理措施

(1)施救者拨打 120 急救电话并了解小儿溺水的时间、水温、水的性质(清水、污水、粪水、石灰水、淡水或海水等)。

(2)密切观察小儿意识、瞳孔、体温、脉搏、心率、呼吸、血压及呼吸道通畅情况。尽快恢复自主呼吸，排除口鼻腔、气管及胃内液体。

(3)若小孩既没有意识，也没有呼吸、心跳，则应立即行人工呼吸及胸外按压直到专业人员前来救援。

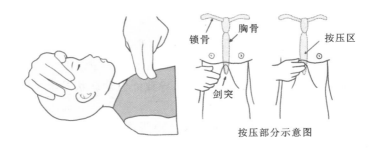

按压部分示意图

第四节 常见出疹性疾病预防

一、麻疹

麻疹是由麻疹病毒感染引起的急性呼吸道疾病，具有高度传染性。典型的麻疹临床表现通常包括高热、咳嗽、流涕、流泪、眼结膜充血和皮肤斑丘疹。本病好发于冬春季节，以 6 个月至 5 岁小儿多见。病后大多可获得终身免疫。常见的并发症有肺炎、喉炎等。

(一)病因和发病机制

病因：本病通常为感染麻疹病毒所致。人类是麻疹病毒的唯一宿主。

发病机制：病毒主要经飞沫传播，儿童吸入带麻疹病毒的飞沫或直接接触感染者的呼吸道分泌物而被感染，被感染者出疹的前后 5 日均具有传染性。

(二)临床表现

麻疹潜伏期为 6~21 日，平均为 10 日，接种过麻疹疫苗者可延长至 3~4 周。临床主要表现为：①发热、咳嗽、打喷嚏、咽部充血等上呼吸道感染症状，同时伴有结膜充血、流泪、畏光等结膜炎表现。②患儿口腔可出现特异性的麻疹黏膜斑，主要体现为患儿口腔两颊黏膜出现针尖大小的小白点，周围有红晕，常在 1~2 日内迅速增多，于出疹后逐渐消失。③患儿一般在 3~4 日后开始出疹，皮疹首先见于耳后、发际，渐及前额、面、颈部，再至胸、腹、背及四肢，2~3 日遍及全身，最后达手掌与足底。出疹期间患儿还可伴有高热（体温达 40℃）表现。
④恢复期皮疹逐渐消退，体温开始下降，疹退时皮肤有糠麸样
细小脱屑。

（四）处理措施

（1）做好预防：预防麻疹的关键措施是让易感者接种麻疹疫
苗，提高其免疫力。麻疹患者应做到早诊断、早报告、早隔离、
早治疗，发现有相关症状儿童或可疑接触史者时均应及时就诊。
此外，流行期间避免去人流量大的地方，出入应戴口罩。平时注
意养成良好的个人卫生习惯，勤洗手，双手沾上呼吸系统分泌物
后要立即洗净。

（2）做好麻疹患者的隔离。无并发症的患儿可在家中隔离，
以减少传播和继发医院感染，患者应隔离至体温正常或至少出疹
后 5 日，做好居室清洁和卫生，保持室内空气流通。

（3）休息饮食：注意让患者多休息。保证液体的摄入，多喝
水、果汁等，及时补充因发热和出汗而流失的液体。

（4）舒适方面：注意保护眼睛，让眼睛多休息。若有畏光等
不适，可以把灯光亮度调低、拉上窗帘等，避免阅读或看电视。

（5）清洁：彻底清洗麻疹患儿用过的玩具和家具，必要时可
用乙醇消毒，衣物应在阳光下暴晒，房间多通风。

二、水痘

水痘是由水痘—带状疱疹病毒引起的一种传染性极强的出疹
性疾病，临床特点为皮肤黏膜相继出现和同时存在斑疹、丘疹、
疱疹和结痂等各类皮疹，全身症状轻微，患儿感染后可获得持久
的免疫力。本病冬春季节多发。

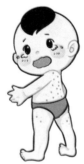

皮肤斑丘疹

(一)病因和发病机制

病因：本病为感染水痘—带状疱疹病毒所致。

发病机制：病毒侵入人体后，在局部黏膜和淋巴组织内繁殖，感染人体，引起各器官病变。该病主要损害皮肤黏膜，偶尔累及内脏。疹后 1～4 日可产生特异性免疫和抗体，症状随之缓解。

(二)临床表现

水痘潜伏期一般为 14 日左右，临床表现主要为皮疹，患者早期可出现低热、不适等非特异性症状。水痘的特点：①皮疹首发于头面、躯干等部位，随后蔓延到四肢。皮疹躯干多，四肢少，呈向心性分布。②皮疹逐渐发展可出现水疱，水疱颜色由清澈转为浑浊，易破溃，疱液具有传染性，2～3 日结痂。③皮疹陆续分批出现，并伴有痒感。疾病高峰期同一部位不同时期的皮疹可同时存在。④水痘还可出现在睑结膜、口腔和生殖器等处，易破溃形成溃疡。⑤水痘为自限性疾病，一般 10 日左右痊愈，皮疹愈后不留瘢痕。

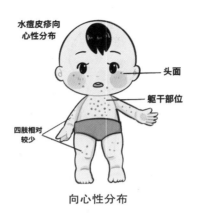

水痘皮疹向心性分布

头面

躯干部位

四肢相对较少

向心性分布

(三)处理措施

(1)生活方面：让患儿卧床休息至热退，保持房间通风。患儿穿衣不宜过多、过厚，以免引起皮肤瘙痒加重。

(2)饮食方面：饮食应注意清淡、营养、易消化，可选择流质或半流质饮食，如绿豆汤、粥、面片等。多饮水，保证机体足够的水分。患病期间忌食辛辣油腻的食物，如鱼、羊肉、牛肉、海鲜、辣椒等，忌吃冷饮与冰淇淋。

(3)皮肤方面：已感染的患儿，注意不要轻易搔抓皮疹，以免引起破溃，留下瘢痕或继发感染。患儿应该修剪指甲，避免因抓破皮疹，引起继发感染或留下疤痕。同时，应遵医嘱对皮疹部位涂药。

(4)疾病控制方面：已感染的患儿应做好隔离。患儿隔离至全部皮痂结痂为止。患儿用过的物品可用煮沸或日晒等方法消毒。易感儿接触后须隔离3周。患儿洗澡注意不要搓破水疱，使用中性、温和的沐浴液。

(5)水痘预防方面：没有水痘史的儿童应接种水痘疫苗。平时注意勤洗手，保持室内空气流通，水痘流行期间避免经常出入公共场所。若发现家中小儿有类似症状，注意及时就诊。

三、手足口病

手足口病也被称为手口足综合征，是由肠道病毒引起的常见急性发热出疹性传染病。发病人群以 8 岁以下儿童为主，大多数患儿症状轻微，以手、足、口腔等部位的皮疹、疱疹和全身发热为主要特征；少数患儿可并发无菌性脑膜炎、脑炎、急性弛缓性麻痹、呼吸道感染和心肌炎等，给儿童的生命健康带来严重威胁。

（一）病因和发病机制

病因：本病为感染肠道病毒所致。病毒通过消化道或呼吸道侵入机体，从而引起疾病的发生发展。

发病机制：目前还不完全清楚，肠道病毒经呼吸道和消化道侵入人体后，在体内繁殖入血，引发炎症性病变并出现相应的临床表现。大多数患儿由于自身的免疫机制，感染可被控制而停止发展。仅极少部分患儿因病毒在体内广泛复制而发展成重症。

（二）临床表现

手足口病潜伏期一般为 2～7 日，临床主要表现为：①发热，手、足、口、臀等部位出疹，皮疹呈离心分布。疱疹周围可有炎性红晕，可伴有咳嗽、流涕、食欲缺乏等非特异性症状。部分患儿仅表现为皮疹或疱疹性咽峡炎，具有"不痛、不痒、不结痂、不结疤"的"四不"特征。②个别患儿可无皮疹。绝大多数患儿在 1 周内痊愈，预后良好。

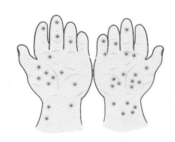

皮疹

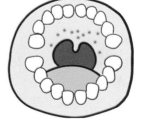

疱疹性咽峡炎

（三）处理措施

（1）维持正常体温：患儿衣被不宜过厚，被汗浸湿的衣被要及时更换，采取物理或药物降温措施，鼓励患儿多饮水，以补充高热所消耗的水分。

（2）合理饮食：给予患儿营养丰富、易消化的流质（如牛奶、果汁等）或半流质（如稀粥、蛋羹等）饮食，减少对口腔黏膜的刺激。有口腔溃疡的患儿，可涂维生素 B_2 或碘甘油于溃疡部位。儿童平时注意避免喝生水、吃生冷食物，避免接触患病儿童。

（3）皮疹：皮疹切忌搔抓，未破溃的皮疹表面可涂炉甘石洗剂，已发生破溃或继发感染的皮疹，局部须涂抗生素软膏。臀部出现皮疹时，应保持臀部皮肤清洁、干燥，减少刺激。

（4）每日进行开窗通风，没有特殊症状的手足口病患儿仍须要在家隔离 7~10 日。家长应注意观察病情情况。患儿使用过的物品要彻底消毒。

（5）患病期间应多休息，避免劳累，避免体力活动。病情好转后，可以散步、做广播体操，运动期间要掌握活动量，当患儿出现呼吸困难、胸痛、心悸、头晕、疲劳等不舒适的情况时，应停止运动。

（6）患病期间，家长应注意观察患儿的皮肤情况、口腔情况等，如有异常及时到医院就诊。手足口病流行期间，避免带患儿到人群密集处活动。教会孩子良好的生活习惯，多锻炼，增强机体免疫力。

四、川崎病

川崎病又称小儿皮肤黏膜淋巴结综合征，是以全身性血管炎为主要病理改变的急性发热性出疹性疾病。本病常见于 6 个月至 5 岁儿童，亦见于学龄儿童，男女比例约为 1.5∶1。本病全年均可发病，以冬春季节居多，并有一定的区域暴发流行现象，呈自限性病程，多数患儿预后良好，少数患儿有冠状动脉病变等后遗症，这是引起儿童后天性心脏病，尤其是冠状动脉病变的主要原因之一。

（一）病因与发病机制

病因：目前尚未明确，可能相关的因素有感染、免疫、遗传等。但流行病学调查显示，某些细菌、病毒等病原体感染，以及汞中毒、尘螨等环境因素也可能诱发川崎病。

发病机制：发病机制尚不清楚，目前认为本病是易感宿主对多种感染病原体触发的一种免疫介导的全身性血管炎。

（二）临床表现

川崎病是以全身性血管炎为主要病理改变的急性发热出疹性疾病，典型临床表现有：①发热（本病最主要的症状）、结膜炎、杨梅舌，伴有口咽部黏膜弥漫性充血。②皮疹：发病后 2~3 日出现，无水疱或结痂，会阴部出现皮疹是川崎病的特征性变化。③手足背部硬性水肿，掌跖红斑，恢复期甲床皮肤移行处有膜样脱皮等。④颈部淋巴结肿大、心血管系统症状(如心肌炎等)。⑤关节痛、腹痛、腹泻、呕吐、咳嗽等。

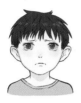
结膜炎

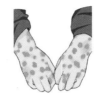
掌跖红斑

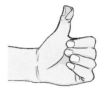
膜样脱皮

(三)处理措施

(1)体温情况:急性发热期患儿应绝对卧床休息,保持室内安静,可给予患儿冷毛巾敷额头或用退热贴。

(2)饮食:给予高热量、高蛋白、富含维生素,且清淡、营养、易消化的食物(如粥、清汤等),鼓励患儿多饮水。

(3)皮肤情况:保持皮肤清洁,每日定期清洗患儿皮肤。及时修剪指甲,避免抓伤和擦伤,对于半脱落的痂皮,不可轻易撕脱,应用剪刀剪去,防止发生出血和继发感染。

(4)黏膜情况:观察患儿口腔黏膜情况和口腔卫生情况,每日晨起、睡前、餐前和餐后漱口。口唇干裂者可涂护唇油,每日用0.9%氯化钠溶液清洁眼部1~2次,保持眼部清洁,预防感染。

(5)按时复诊:川崎病患儿须基于冠状动脉受累情况遵医嘱定期复诊。无冠状动脉病变的患儿应于出院后1个月、3个月、6个月以及1~2年全面复查1次;有冠状动脉病变者应密切随访。

(6)药物:患儿在治疗期间使用的预防血栓的药物有出血的风险,日常生活中家长须注意患儿是否有出血倾向,必要时及时就诊。此外,接种了免疫球蛋白的患儿,家长须注意11个月内避免再次接种麻疹疫苗、腮腺炎疫苗、风疹疫苗和水痘疫苗等。

附录

腧穴，就是人们常说的"穴位"。腧通"输"，有转输、输注的含义；"穴"即孔隙，或凹陷、空窍。所以，腧穴的本义是指人体脏腑经络之气转输或输注于体表孔隙等的特殊部位，是针灸治疗疾病的刺激点与反应点。

参考文献

［1］崔焱，仰曙芬.儿科护理学［M］.6版.北京：人民卫生出版社，2017.

［2］张琳琪，王天有.实用儿科护理学［M］.北京：人民卫生出版社，2018.

［3］梁伍今.儿科护理学［M］.北京：中国中医药出版社，2016.

［4］旷惠桃，刘克丽.儿科疾病药疗食疗全书［M］.长沙：湖南科学技术出版社，2009.

［5］孙秋华.中医临床护理学［M］.北京：中国中医药出版社，2016.

［6］王慧，段培蓓，凌蓉蓉.小儿过敏性紫癜中西医护理研究进展［J］.全科护理，2015，13（13）：1178-1180.

［7］翁维健.中医饮食营养学［M］.上海：上海科技出版社，2007.

［8］马融.中医儿科学［M］.北京：中国中医药出版社，2016.

［9］张华.早期护理干预对婴儿脐疝愈后的影响［J］.华南预防医学，2004，30（3）：55-56.

［10］吴明英，刘书莲.脐疝带在婴幼儿脐疝中的应用［J］.护理研究，2013，27（3）：246-247.

［11］殷致富，刘龙魂，李菲，等.日常综合护理在婴幼儿湿疹护理中的实践价值［J］.中国城乡企业卫生，2019，34（9）：130-132.

［12］王新良.儿童常见病家庭养护［M］.北京：人民军医出版社，2009.

［13］秋石.家庭生活宝典：婴幼儿护理大全［M］.北京：中国戏剧出版社，2007.

[14] 徐润华, 徐桂荣. 现代儿科护理学[M]. 北京: 人民军医出版社, 2003.

[15] 艾贝母婴研究中心. 新生儿婴儿幼儿护理大百科[M]. 成都: 四川科学技术出版社, 2016.

[16] 李秋霞. 在小儿湿疹皮炎中应用炉甘石散的临床效果分析[J]. 东方药膳, 2020(7): 16.

[17] 于波, 王洪峰. 多磺酸黏多糖乳膏联合丁酸氢化可的松乳膏治疗婴儿湿疹的效果及对细胞因子水平的影响[J]. 黑龙江医药科学, 2019, 42(4): 31, 33.

[18] 叶翠青. 凝结芽孢杆菌活菌片治疗婴儿湿疹48例疗效观察[J]. 中国实用医药, 2017, 12(18): 120-121.

[19] 常亮, 陶丽萍, 李天琦. 利敏舒联合他克莫司治疗婴儿慢性湿疹的疗效分析[J]. 中国保健营养, 2019, 29(13): 279-280.

[20] 严东英. 连柏洗剂治疗小儿急性湿疹的临床疗效观察[J]. 蛇志, 2020, 32(4): 459-460.

[21] 姜琳. 婴儿湿疹的饮食调护[J]. 东方食疗与保健, 2011(2): 22.

[22] 佘继林. 参苓白术散加减治疗小儿缺铁性贫血的临床观察[C]//中国中西医结合学会消化系统疾病专业委员会. 中国中西医结合学会第十三次全国消化系统疾病学术研讨会论文汇编. 中国中西医结合学会消化系统疾病专业委员会: 中国中西医结合学会, 2001: 2.

[23] 田书瑞, 郑军. 冯氏捏脊疗法治疗小儿缺铁性贫血(脾胃虚弱型)23例临床观察[J]. 中医儿科杂志, 2006, 2(3): 38-40.

[24] 赵霞, 秦艳虹, 董盈妹, 等. 中医儿科临床诊疗指南·流行性腮腺炎(修订)[J]. 中医儿科杂志, 2017, 13(1): 1-5.

[25] 王大中, 王俞芳. 仙人掌泥外敷治疗流行性腮腺炎13年疗效回顾[J]. 健康之路, 2018(11): 326.

[26] 谢群, 马姗姗. 全国流行性腮腺炎流行病学特征及其免疫预防[J]. 中国城乡企业卫生, 2016, 31(7): 40-44.

[27] 张春波. 重症荨麻疹及其处理原则[J]. 中国皮肤性病学杂志, 1994, 8(1): 45.

[28] 段红梅. 儿科护理学[M]. 2版. 北京: 人民卫生出版社, 2012.

[29] 高凤, 张宝琴. 儿科护理[M]. 3版. 北京: 人民卫生出版社, 2015.

［30］马庆予.儿童手足口病、水痘、湿疹的家庭识别方法及应急处理技巧
［J］.家庭保健,2019(21):118.

［31］徐静东.手足口病预防指导手册［M］.武汉:湖北科学技术出版
社,2009.

［32］刘力.川崎病休克综合征的早期识别与处理［J］.中国小儿急救医学,
2020,27(5):346-348.

［33］刘芳,黄国英.川崎病血管合并症的处理与随访［J］.中国实用儿科杂
志,2017,32(8):579-584.

［34］徐华英,徐康,周正可.川崎病患儿医院感染的危险因素分析［J］.中
华医院感染学杂志,2014(19):4885-4886,4889.